Section du Biologiste

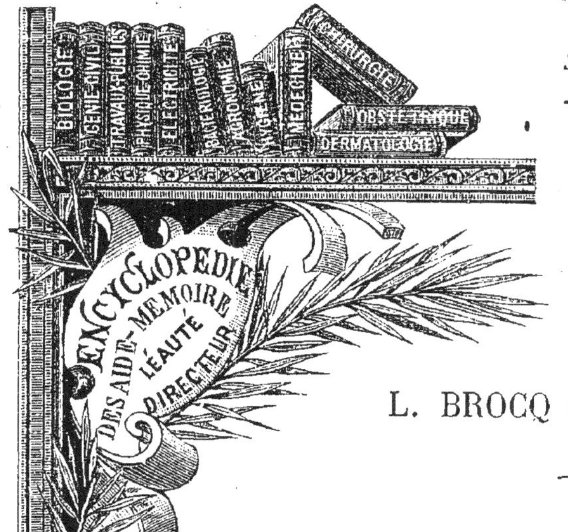

L. BROCQ ET L. JACQUET

PRÉCIS ÉLÉMENTAIRE

DE DERMATOLOGIE

PATHOLOGIE GÉNÉRALE CUTANÉE

Deuxième édition

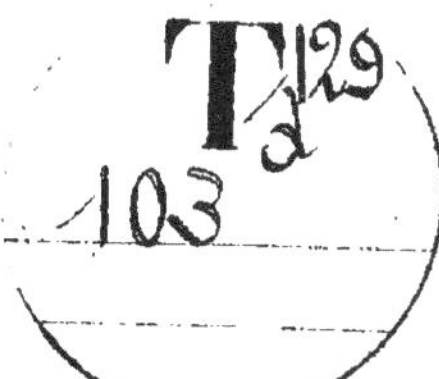

MASSON ET Cie

GAUTHIER-VILLARS ET FILS

ENCYCLOPÉDIE SCIENTIFIQUE DES AIDE-MÉMOIRE

ENCYCLOPÉDIE SCIENTIFIQUE

DES

AIDE-MÉMOIRE

PUBLIÉE

SOUS LA DIRECTION DE M. LÉAUTÉ, MEMBRE DE L'INSTITUT

ENCYCLOPÉDIE SCIENTIFIQUE DES AIDE-MÉMOIRE

PUBLIÉE SOUS LA DIRECTION

DE M. LÉAUTÉ, MEMBRE DE L'INSTITUT.

PRÉCIS ÉLÉMENTAIRE
DE DERMATOLOGIE

PAR

L. BROCQ
Médecin de l'Hôpital
Pascal

L. JACQUET
Médecin des Hôpitaux
de Paris

PATHOLOGIE GÉNÉRALE CUTANÉE

DEUXIÈME ÉDITION

MASSON ET Cie, ÉDITEURS
LIBRAIRES DE L'ACADÉMIE DE MÉDECINE
Boulevard Saint-Germain, 120

GAUTHIER-VILLARS ET FILS,
IMPRIMEURS-ÉDITEURS
Quai des Grands-Augustins, 55

Ce Précis de Dermatologie forme, dans son ensemble, 5 volumes ainsi répartis :

I. *Pathologie générale cutanée* ;
II. *Difformités cutanées, éruptions artificielles, dermatoses parasitaires* ;
III. *Dermatoses microbiennes et néoplasies* ;
IV. *Dermatoses inflammatoires* ;
V. *Dermatoses d'origine nerveuse.*

Le cinquième volume contient en outre un *Formulaire thérapeutique* de toutes les maladies de la peau.

Chaque volume forme un tout et se vend séparément.

AVANT-PROPOS

DE LA PREMIÈRE ÉDITION

—

Plus les sciences médicales progressent, plus l'étude approfondie des spécialités s'impose. Autrefois délaissée, la dermatologie tend à prendre une place chaque jour plus importante dans la pratique. La fréquence des affections cutanées qui s'accroît tous les jours, leurs relations étroites avec l'état général, avec l'ingestion des médicaments, avec le régime et l'hygiène, etc., font que tout médecin, pour ne pas être arrêté à chaque pas dans sa pratique, doit avoir des notions précises sur les dermatoses communes.

C'est ce que nous essaierons de lui donner dans cet Aide-Mémoire, ouvrage élémentaire, écrit sans prétentions, sans recherche de hautes théories et d'idées purement spéculatives.

Dans une *première partie*, consacrée aux généralités, nous exposerons brièvement ce que

signifient les termes divers dont nous serons
obligés de nous servir pour désigner les lésions
cutanées ; nous étudierons la symptomatologie,
l'étiologie et la pathogénie générales des dermatoses, questions des plus importantes, et sur lesquelles la plupart des praticiens n'ont malheureusement que des idées fort peu précises ; nous
leur enseignerons comment ils doivent examiner
un malade, pour arriver à formuler leur diagnostic ; enfin, nous leur indiquerons quels sont
les principes auxquels ils doivent se conformer
pour instituer une médication rationnelle.

Dans une *deuxième partie*, nous aborderons
l'étude de chaque dermatose, en nous étendant
quelque peu sur les plus fréquentes, et en lais-
sant volontairement dans l'ombre les affections
rares et les formes insolites, qui sont plus particulièrement du domaine des dermatologistes de
profession.

PREMIÈRE PARTIE

PATHOLOGIE GÉNÉRALE CUTANÉE

(L. BROCQ)

PRÉAMBULE

Importance des dermatoses

Il est inutile d'insister sur l'intérêt qu'offre
l'étude des dermatoses. Maladies externes, objectivement appréciables, susceptibles d'être trai-
tées par des moyens directs, elles ont l'attrait
des lésions chirurgicales ; elles donnent même
parfois d'aussi grandes satisfactions thérapeutiques. D'autre part, leurs liens étroits avec l'état
général, dont elles ne sont fort souvent qu'une
des expressions morbides, leur complexité, leur
variabilité d'aspect, d'évolution et de réaction
thérapeutique suivant les sujets, tous ces éléments multiples les rapprochent des affections
dites médicales.

Celui qui connaît à fond les dermatoses, leurs
physionomies diverses suivant les constitutions,
suivant les causes, suivant les médications mises
en œuvre, etc., a une supériorité marquée dans
la pratique de la médecine.

I

SYMPTOMATOLOGIE GÉNÉRALE

Il est tout d'abord indispensable de connaître ce que l'on appelle les *lésions élémentaires* : c'est, à proprement parler, l'*alphabet de la dermatologie*.

I. LÉSIONS ÉLÉMENTAIRES

On désigne sous le nom de *lésions élémentaires* ou d'*efflorescences cutanées* des modifications morbides de la peau, ayant un type déterminé dans leur forme, leur aspect objectif, et les altérations anatomiques qui les caractérisent. Elles se divisent en deux classes.

I. — *Lésions élémentaires primitives*, qui constituent les premières manifestations des maladies. Nous en décrirons onze : 1° *Exanthème* ; 2° *Purpura* ; 3° *Macules* ou *taches proprement dites* ; 4° *Wheals* ; 5° *Papules* ; 6° *Tubercules* ; 7° *Gommes* ; 8° *Vésicules* ; 9° *Bulles* ; 10° *Pustules* ; 11° *Squames*.

II. — *Lésions élémentaires secondaires*, qui surviennent à la suite des lésions élémentaires primitives, et qui sont le résultat de leurs transformations ; ou bien qui sont occasionnées par des causes accidentelles, telles que le traumatisme. Nous en décrirons cinq, qui sont : 1° *Croûtes* ; 2° *Excoriations* ; 3° *Ulcères* ; 4° *Fissures* ; 5° *Cicatrices*.

I. LÉSIONS ÉLÉMENTAIRES PRIMITIVES

1. Exanthème. — L'exanthème est constitué par des taches d'un rouge variable, plus ou moins étendues, plus ou moins circonscrites, ne faisant pas de saillie notable, et ayant pour caractère pathognomonique de disparaître momentanément sous la pression du doigt et de se terminer rapidement, soit par la résolution complète, soit par la desquamation. Quand l'exanthème se présente sous l'aspect de petites taches, rouges ou rosées, de formes variables, mais dont l'étendue varie de celle d'une lentille à celle de l'ongle, on lui donne plus spécialement le nom de *roséole* (Ex. : rougeole, syphilis, fièvre typhoïde, etc.). Quand il est constitué, au contraire, par de vastes plaques rouges n'ayant le plus souvent ni formes, ni limites bien précises, on lui donne le nom d'*érythème proprement dit* (Ex. : variétés maculeuses de l'érythème polymorphe, érythèmes scarlatinoïdes, etc.).

2. Purpura. — Le purpura est constitué par une tache d'un rouge vif, qui ne s'efface pas par la pression du doigt et qui tend à disparaître spontanément au bout d'une à deux semaines. Quant il revêt la forme de taches punctiformes, d'une grandeur qui varie de celle d'une tête d'épingle à celle de l'ongle, arrondies, ovalaires, ou un peu irrégulières, on lui donne plus spécialement le nom de *pétéchie*. Quand il revêt la forme de sillons, de raies, de stries, on l'appelle *vibice*. Enfin, on désigne sous le nom d'*ecchymose* des taches fort étendues, planes ou plus ou moins saillantes.

3. Taches proprement dites. — Elles se divisent en deux groupes principaux :
les *taches pigmentaires* ;
les *taches vasculaires*.

1. Les taches pigmentaires sont des altérations permanentes de la coloration de la peau, plus ou moins étendues, le plus souvent sans saillie, ni desquamation, et ne s'effaçant pas par la pression du doigt. Elles sont congénitales (nœvi pigmentaires) ou acquises ; dans ce dernier cas, elles peuvent constituer l'élément objectif primitif de l'affection, comme dans les éphélides, le vitiligo, ou bien être consécutives à d'autres lésions cutanées, comme dans les éruptions bulleuses, les syphilides, etc.

2. Les taches vasculaires sont des altérations permanentes de la coloration de la peau, dues à la dilatation des petits vaisseaux sanguins des téguments ; leur coloration varie du rose au rouge foncé, et on peut les faire disparaître, en partie, par la pression du doigt (nœvi vasculaires).

4. Wheals. — On désigne, en Angleterre et en Amérique, sous le nom de *wheals*, en Allemagne sous le nom de *pomphyx*, de *quadneld*, des élevures de forme variable, plus ou moins accentuées, tantôt d'un rouge pâle ou d'un rouge vif, tantôt blanches cerclées de rouge, et d'une durée éphémère : ce sont les lésions élémentaires de l'urticaire ; nous les désignons en France sous le nom de *plaques ortiées*, ou d'*élevures urticariennes*.

5. Papules. — Les papules sont de petites

élevures solides, c'est-à-dire ne contenant pas de
liquide, circonscrites, à évolution assez rapide,
et essentiellement constituées, au point de vue
anatomique, par des infiltrats de la couche superficielle du derme ; aussi, ne laissent-elles presque
jamais de cicatrice après elles. Elles peuvent être
acuminées (pityriasis rubra-pilaire), planes, brillantes, à contours polygonaux (lichen plan),
coniques, demi-sphériques, excoriées à leur
sommet. Leur volume et leur coloration sont
également des plus variables.

6. Tubercules. — Les tubercules sont des
sortes de néoplasies, le plus souvent saillantes,
mais pouvant ne pas l'être, circonscrites, arrondies, à évolution lente, et infiltrant les couches
profondes du derme, de telle sorte qu'elles laissent fréquemment, après elles, des cicatrices
(Ex. : lupus, lèpre, syphilis, etc.).

7. Gommes. — Les gommes de la peau sont
des productions morbides plus ou moins volumineuses, siégeant dans les couches profondes
du derme ou de l'hypoderme, faisant une saillie
arrondie plus ou moins notable, tendant le plus
souvent à suppurer au centre et à s'ouvrir à
l'extérieur sous la forme d'un ulcère profond,

puis, aboutissant à une cicatrice indélébile, mais pouvant aussi se terminer par sclérose ou par résorption interstitielle (Ex. : scrofulo-tuberculose, syphilis).

8. Vésicules. — Les vésicules sont de petits soulèvements circonscrits, le plus souvent arrondis, de l'épiderme, contenant de la sérosité transparente. Elles peuvent être miliaires et même imperceptibles (eczéma typique), ou bien varier comme volume, de celui d'une tête d'épingle (herpès) à celui d'un petit pois (zona, dysidrose, etc.). Récentes, elles sont tendues, transparentes, parfois un peu hémorrhagiques ; à mesure qu'elles vieillissent, leur contenu peut se troubler, s'opacifier, se résorber. Elles se terminent donc, soit par rupture, soit par dessication, soit par suppuration. Les croûtes, auxquelles elles donnent naissance, sont d'ordinaire peu épaisses, et leur teinte varie suivant la nature du contenu de la vésicule à laquelle elles succèdent.

9. Bulles. — Les bulles sont des soulèvements plus ou moins étendus de l'épiderme, dont les dimensions peuvent varier de celles d'un gros pois à celles d'un œuf de dinde et même davantage, hémisphériques, ovoïdes, ou irréguliers par confluence, contenant un liquide séreux, séro-purulent, ou sanguinolent. Au point de vue purement objectif, ce sont des vésicules de grandes dimensions. Lorsqu'elles sont récentes, elles sont presque toujours distendues par le liquide qu'elles contiennent, et ce liquide est d'ordinaire transparent ou hémorrhagique, rarement un peu louche ; à mesure qu'elles vieillissent, leur contenu se trouble, subit la transformation purulente, se résorbe, de telle sorte qu'elles deviennent flasques, s'affaissent, puis se dessèchent. Comme les vésicules, elles peuvent donc se terminer par suppuration, par rupture, ou par dessication. Les croûtes qui leur succèdent sont plus ou moins épaisses et foncées de couleur, suivant la nature de leur contenu. Presque toujours, la bulle laisse après elle, une macule d'un brun plus ou moins accentué qui met un temps assez long à disparaître (Ex. : érythème polymorphe dit vésiculo-bulleux, dermatite herpétiforme, pemphigus, etc.).

10. Pustules. — Au point de vue purement objectif, les pustules sont des soulèvements de l'épiderme, d'ordinaire circonscrits et arrondis, contenant un liquide purulent, et presque toujours entourés d'une aréole rouge inflammatoire ;

au point de vue anatomo-pathologique, leur grand caractère est de provenir de l'altération cavitaire des cellules épidermiques et d'être multiloculaires, de telle sorte qu'à l'inverse des bulles, elles ne laissent pas s'écouler en entier le liquide qu'elles renferment, quand on les pique avec une aiguille. On distingue :

les *pustules superficielles ;*
les *pustules profondes.*

1. Les pustules superficielles (épidermiques de E. Besnier), qui n'intéressent que l'épiderme et les couches superficielles du derme, évoluent rapidement et ne laissent aucune cicatrice (Ex. : impétigo, ecthyma simple, etc.).

2. Les pustules profondes (dermiques de E. Besnier), qui intéressent plus ou moins profondément le derme, et laissent après elles des cicatrices (Ex. : variole, vaccine, etc.).

11. Squames ou écailles. — On donne le nom de squames ou écailles à des lamelles épidermiques qui se détachent de la surface des téguments. Elles peuvent être la lésion primitive de l'affection, comme dans l'icthyose, mais elles peuvent aussi être secondaires à des lésions cutanées préexistantes, comme dans les érythèmes, la scarlatine, l'eczéma, etc.

Rien de plus variable que leur forme, leur dimension, leur épaisseur. On les appelle *furfuracées*, *farineuses*, *pityriasiques*, quand elles sont très minces, très petites, très fines, semblables à du son. Les *squames proprement dites* sont des débris épidermiques un peu plus grands ; les *lamelles* sont encore plus importantes ; enfin, les *lambeaux* sont de vastes plaques épidermiques qui se détachent d'une seule pièce.

II. LÉSIONS ÉLÉMENTAIRES SECONDAIRES

1. Croûtes. — Les croûtes sont des concrétions plus ou moins dures, qui se forment à la surface des téguments et qui résultent de la dessiccation de la sérosité, du pus, ou du sang. Leur forme, leur couleur, leur consistance, leur volume varient suivant la nature des exsudats dont elles proviennent. Le plus souvent irrégulières (eczéma), elles peuvent être nettement arrondies ou ovalaires (pemphigus), parfois stratifiées (croûtes conchyliformes ou rupioïdes) (ecthyma, syphilides ulcéreuses), peu épaisses, ou volumineuses. Leur coloration varie du jaune clair (impétigo) au brun noir, ou au noir foncé.

2. Excoriations. — Les excoriations sont des pertes de substance, d'origine traumatique, qui n'intéressent que les couches superficielles de la peau. Suivant leur profondeur, elles se présentent sous la forme de simples raies blanches avec éraillure de l'épiderme, de raies au niveau desquelles la couche papillaire du derme a été intéressée, et où il s'est fait un suintement séro-sanguinolent, lequel s'est concrété en petites croûtes noirâtres. Les excoriations sont presque toujours consécutives au grattage (Ex. : affections parasitaires, lichens, prurigos, etc.).

3. Ulcérations. — Les ulcérations sont des pertes de substance des téguments, consécutives à un processus morbide quelconque. Si ce processus morbide est tout à fait superficiel et intéresse à peine la couche papillaire du derme, on donne à la lésion le nom d'*exulcération* (Ex. : ecthyma vrai, etc.). Si le processus morbide est plus profond et intéresse le derme en totalité ou en partie, on a une *ulcération proprement dite*, qui laisse presque toujours après elle une cicatrice (Ex. : chancre simple, ulcérations tuberculeuses vraies, etc.).

4. Rhagades, Fissures. — On donne le nom de *rhagades* à des plaies linéaires, de forme et d'étendue variables, quelquefois sèches, plus souvent un peu suintantes, presque toujours fort douloureuses, et qui intéressent l'épiderme et les couches superficielles du chorion. On les appelle aussi *crevasses*, *gerçures*.

5. Cicatrices. — On donne le nom de cicatrices aux vestiges d'anciennes lésions dermiques qui ont donné lieu, en guérissant, à la formation de tissu fibreux. Elles sont parfois très importantes au point de vue du diagnostic (Ex. : lupus, tuberculose, syphilis).

III. LÉSIONS ÉLÉMENTAIRES MIXTES

Si l'on a bien compris les définitions qui précèdent, on saisira sans peine la signification des termes suivants qui sont d'un usage courant dans le vocabulaire dermatologique et qui désignent des *lésions mixtes* ou *complexes*.

1. — Les termes *érythémato-vésiculeux*, *érythémato-bulleux*, *érythémato-pustuleux* s'appliquent à des lésions érythémateuses sur lesquelles se forment des vésicules, des bulles, des pus-

tules (Ex. : érythèmes polymorphes, dermatite herpétiforme).

2. — Les termes *papulo-squameux*, *papulo-croûteux* signifient que les papules sont recouvertes de squames ou de croûtelles ; ces aspects sont des plus fréquents (Ex. : psoriasis, prurigo, syphilis, etc.).

Les termes *papulo-vésiculeux*, *papulo-pustuleux* s'appliquent à des papules qui portent à leur centre soit des vésicules soit des pustules (Ex. : eczéma, acné, etc.).

3. — Les modifications d'aspect que nous venons d'énumérer pour la papule s'observent aussi pour le tubercule, d'où les termes suivants : *tuberculo-squameux*, *tuberculo-croûteux*, *tuberculo-pustuleux* ; le terme *tuberculo-ulcéreux* signifie que le tubercule présente un processus d'ulcérations et d'élimination (Ex. : lupus ulcéreux, lèpre, etc.).

4. — Les vésicules peuvent subir la transformation purulente : *vésiculo-pustuleux* ; elles peuvent grandir, soit par extension d'un seul élément, soit par confluence de plusieurs éléments voisins et prendre l'aspect d'une bulle: *vésiculo-bulleux*.

Le terme *pustulo-croûteux* s'applique à une pustule dont le centre se dessèche, se concrète en croûte, alors que la périphérie présente encore un soulèvement purulent de l'épiderme. (Ex. : ecthyma).

On a donné le nom de *papulo-tubercules* à des sortes de papules géantes, c'est à tort ; car, d'après ce que nous venons de dire, ce terme ne saurait s'appliquer qu'à des lésions occupant toute l'épaisseur du derme et faisant une saillie assez notable à la surface des téguments ; or, un semblable élément morbide doit être dénommé tubercule saillant.

Du mode de groupement des efflorescences cutanées

Lorsque les lésions élémentaires sont isolées les unes des autres, on leur donne les épithètes de : *solitaire*, s'il n'y a qu'un seul élément morbide ; *sparsus*, *intertinctus*, *disseminatus*, si les éléments sont disséminés çà et là ; *discretus*, s'il n'y a que quelques éléments ; *punctatus*, s'ils sont disposés sous forme de petits points ; *gutta-tus*, s'ils affectent la forme de goutte.

Lorsque les lésions élémentaires sont agglo-mérées, on leur donne, d'une manière générale, les épithètes de *confluens, aggregatus, confer-tus,* etc. Si, dans leur ensemble, elles affectent une forme arrondie, on les nomme *orbicularis*, *discoïdes*, *nummularis*, etc.; lorsqu'elles dessinent des fragments de cercles, *circinatus* : des cercles entiers *annulatus*; lorsqu'elles guérissent au centre et s'étalent par les bords, *centrifugus* ; *iris*, lorsqu'elles forment des cercles concentriques, en cocarde ; *serpiginosus*, lorsque leur extension se fait suivant des lignes irrégulières des plus capricieuses ; *circumscriptus*, lorsque les limites externes du mal sont nettes et précises ; *marginatus* lorsque la lésion est limitée par un bord net, au niveau duquel le processus morbide atteint son maximum d'intensité ([1]).

Aspect général des éruptions cutanées

Ce qui précède permet de comprendre quelle peut être la diversité d'aspect des maladies de la peau : sèches ou suintantes, squameuses ou croûteuses, pâles ou d'un rouge vif, disséminées, généralisées ou circonscrites, symétriques, bilatérales ou irrégulièrement développées ; elles

---

([1]) Cette terminologie latine est bien près d'être abandonnée et l'on emploie plutôt aujourd'hui son équivalent *français* ; ex. : psoriasis en gouttes ; lichen circonscrit, etc.

peuvent présenter les apparences les plus diverses, et chacun de ces caractères constitue un
symptôme dont il faut tenir compte pour le diagnostic, le pronostic, et le traitement.

*Importance des phénomènes congestifs dans
la symptomatologie des dermatoses.* — La plupart des affections cutanées sont de nature inflammatoire : il faut donc s'attendre à voir les
phénomènes congestifs jouer dans leur genèse,
dans leur symptomatologie, dans leur évolution,
un rôle pour ainsi dire capital.

Les modifications qu'ils font subir à l'aspect
des dermatoses sont des plus remarquables.
Sous l'influence des poussées fluxionnaires qui
se produisent vers les points atteints, les lésions
élémentaires rougissent, se tuméfient, deviennent en quelque sorte turgides, confluentes, et paraissent beaucoup plus volumineuses, beaucoup
plus considérables, qu'elles ne le sont en réalité.
Si, au contraire, ces poussées fluxionnaires
se calment ou disparaissent, les éléments morbides redeviennent d'un rouge ou d'un rose plus
ou moins pâle, peu ou point saillants, discrets ;
ils entrent dans une phase relative de non-acti-
vité. Rien de plus fréquent et de plus important
que ces congestions dermiques qui gouvernent,
dans la grande majorité des cas, l'évolution et

l'extension des dermatoses, surtout lorsqu'elles sont d'origine interne (névrodermites, prurigos, etc.), et même, parfois, lorsqu'elles sont d'origine externe (lupus, éruptions artificielles, etc.) ; dans ce dernier cas, la lésion locale constitue une sorte d'épine autour de laquelle, et à propos de laquelle, se produisent les phénomènes congestifs. De l'existence ou de la disparition de ces phénomènes dépend donc souvent le pronostic de la dermatose ; aussi faut-il savoir les reconnaître, les apprécier, et s'efforcer de les combattre.

II. PHÉNOMÈNES SUBJECTIFS
SE RELIANT AUX AFFECTIONS CUTANÉES.

LE PRURIT

Les phénomènes subjectifs perçus par les malades atteints d'affections cutanées sont des plus complexes et des plus fréquents. Tantôt ce sont des sensations d'engourdissement (asphyxie locale, etc.), de tension, de constriction (sclérodermie, etc.), d'algidité, de brûlure, de cuisson, de vésication, de secousses électriques (dermalgie) ; tantôt c'est de l'anesthésie ou de l'hyperesthésie des téguments, etc. Mais, le plus souvent, il s'agit de picotements, de démangeaisons, en un mot de *prurit*, dont l'intensité varie depuis le simple chatouillement jusqu'aux sensations douloureuses les plus épouvantables que l'on connaisse, par leur intensité et leur persistance, (voir, pour plus de détails, t. V. *Dermatoses prurigineuses*). Elles peuvent être continues ; mais, le plus souvent, elles reviennent par crises régulières ou irrégulières, se reproduisant parfois aux mêmes heures de la journée, provoquées par des écarts de régime, des changements de température, la chaleur du lit, des mouvements violents, le repos forcé, les émotions morales, etc., ou même sans cause appréciable.

La sensation douloureuse débute en un point du corps, presque toujours le même, chez un individu donné, point qui est le plus souvent le siège d'une dermatose, mais qui est quelquefois en apparence sain ; puis, peu à peu, parfois rapidement, elle prend une intensité terrible : le besoin de se gratter devient si impérieux que, lorsqu'il ne peut le satisfaire, le malade éprouve une véritable angoisse. Dans beaucoup de cas, le grattage exaspère les sensations, les rend plus multiples, plus étendues, plus rebelles ; souvent aussi, le prurit cesse lorsque la peau est excoriée, et le malade éprouve une sorte de détente nerveuse lorsqu'il a mis à vif les régions douloureuses.

Rien de plus variable d'ailleurs que ce symptôme, comme fréquence et comme intensité, suivant les individus, pour une même dermatose. C'est la prédisposition nerveuse (voir plus loin) du sujet qui est ici le facteur par excellence, parfois même la cause unique.

Il ne faut pas croire, en effet, que ce soit toujours la lésion cutanée qui est prurigineuse. Dans une série de recherches, M. Jacquet a prouvé que le prurit existe fort souvent en dehors de l'éruption, puis, qu'il peut persister, ou même augmenter, lorsque cette éruption a disparu. « Prurit et éruption sont deux éléments souvent associés, mais aussi souvent dissociés, sans relation hiérarchique absolue et constante l'un vis-à-vis de l'autre, mais dépendant tous deux d'une cause supérieure qui les commande, soit isolément, soit successivement, soit simultanément (Jacquet) ».

Conséquences du Prurit

Les conséquences directes du prurit, et du grattage qu'il provoque, consistent essentiellelement en traumatismes des téguments. Quand le prurit est passager, et ne dure que peu de jours, tout se borne à quelques traces de coups d'ongle, à quelques papules de prurigo excoriées, parfois à quelques cicatricules superficielles, lorsque les éraflures du derme ont été assez profondes. Mais il peut en être tout autrement, lorsque le prurit persiste un certain temps. En effet, lorsque l'on exerce sans cesse un traumatisme quelconque sur un point précis de la peau, surtout lorsque ce point est le siège de démangeaisons, on peut déterminer, avec une assez grande rapidité (Jacquet), des altérations cutanées qui consistent essentiellement en une inflammation chronique des téguments. Le derme s'infiltre peu à peu d'éléments embryonnaires ; il s'épaissit, devient dur et rugueux ; les papilles s'hypertrophient, se groupent même parfois de façon à simuler des papules assez irrégulières et inégales, n'ayant aucune relation ni avec l'appareil sébacéo-pilaire, ni avec l'appareil sudoripare. Après un laps de temps plus ou moins long, la peau offre un aspect assez spécial, caractérisé par de l'exagération de ses plis naturels, qui forme une sorte de quadrillage à mailles plus ou moins larges et régulières, et par une infiltration plus ou moins accentuée des téguments, qui ont perdu leur souplesse et leur consistance normales. Tel est le processus morbide auquel nous donnons le nom de *lichénification*.

D'ailleurs, tous les degrés peuvent s'observer dans ces modifications subies par les téguments. Tantôt les tissus sont très épaissis, infiltrés, sillonnés de quadrillages des plus nets, parfois hérissés d'éléments pseudo-papuleux des plus évidents : la lichénification est dans ce cas fort accentuée. Elle peut n'être que modérée ; elle peut aussi n'être que peu marquée. Parfois enfin, les téguments n'ont pour ainsi dire pas subi d'épaississement notable ; et cependant, quand on les observe de très près, on voit que leurs plis naturels sont exagérés, que dans les intervalles de ces plis, il est possible de percevoir comme de petites facettes aplaties, brillantes, rappelant de loin, sauf leur coloration et leur netteté, les petits éléments minuscules de début du lichen planus. Dans ce cas, la peau a souvent perdu sa couleur normale ; elle a une teinte un peu bistre : nous donnons à cet état spécial des téguments le nom de *lichénification avortée*.

Parfois, les modifications subies par la peau sous l'influence des grattages incessants portent surtout sur le pigment, et l'on peut voir se produire, comme dans la phthiriase chronique, par exemple, de véritables *mélanodermies*,

Il semble qu'il y ait des affections qui modifient la vitalité ou la nutrition des téguments, de telle sorte que la lichénification se développe avec la plus grande facilité chez ceux qui en sont atteints, qu'il y ait au contraire d'autres maladies prurigineuses, dans lesquelles la résistance des téguments aux traumatismes est normale, ou même augmentée. De plus, il y a des sujets qui paraissent être plus disposés que d'autres à voir leur peau subir les modifications que nous venons de décrire.

La lichénification peut se produire d'emblée sur une peau objectivement saine, mais prurigineuse ; il est beaucoup plus fréquent de la voir compliquer l'aspect objectif d'une dermatose prurigineuse préexistante.

Dans les *lichénifications primitives*, l'état lichénoïde des téguments est pour ainsi dire pur. Ces lésions cutanées sont les expressions morbides, par excellence, des névroses cutanées : nous les avons désignées sous le nom de *névrodermites*.

Dans les *lichénifications secondaires*, au contraire, l'état lichénoïde est surajouté à d'autres lésions cutanées (eczéma, psoriasis, mycosis fongoïde, pityriasis rubra, lichen ruber, etc.), ces *dermatoses lichénifiées* subissent parfois de telles modifications d'aspect qu'elles deviennent difficiles à reconnaître. Il faut, dans ces cas, toujours s'efforcer de remonter à la lésion cutanée primitive, pour faire le diagnostic (voir plus loin).

En somme, l'existence de la lichénification dans une dermatose prouve l'existence du prurit, souvent celle d'une excitabilité spéciale du système nerveux.

II

ANATOMIE PATHOLOGIQUE
GÉNÉRALE

La complexité de structure des téguments
dans lesquels on trouve l'épiderme, ses couches
multiples, ses annexes, les divers éléments constitutifs du derme, corps papillaire, chorion
proprement dit, glandes cutanées, etc., indique
combien les lésions anatomiques de la peau peuvent être nombreuses ; elle permet aussi de comprendre combien il est parfois difficile de découvrir l'origine des lésions, leur point de départ ;
car rarement un système cutané vasculaire,
lymphatique, papillaire, glandulaire, reste seul
atteint.

Nous n'avons pas, dans un ouvrage aussi élémentaire, à entrer dans les détails techniques
des lésions anatomiques des téguments ; nous

nous bornerons à faire remarquer qu'elles peuvent être de plusieurs ordres.

Elles peuvent être de l'ordre des *anémies*, ce qui est rare, plus souvent de l'ordre des *hyperémies* ou *congestions*, et, dans ce cas, elles siègent, soit dans les couches superficielles, soit dans les couches profondes des téguments.

Tout à côté de cet ordre de lésions, signalons les *hémorrhagies cutanées*, et surtout le grand groupe des *inflammations*, de beaucoup le plus important.

On peut diviser, au point de vue anatomopathologique les *inflammations cutanées* en deux variétés principales, entre lesquelles existent d'ailleurs toutes sortes d'intermédiaires :

a) Dans une première variété, le processus morbide siège dans les couches superficielles du derme ; il est le plus souvent de minime importance, de courte durée, et ne laisse pas, après sa disparition, de trace durable de son existence sous forme de cicatrice (Exemple : affections inflammatoires de la peau, de l'ordre des vésicules, des pustules dites catarrhales, des papules) ;

b) Dans la seconde variété, le processus morbide envahit le derme dans toute son épaisseur ; il est presque toujours de longue durée et laisse parfois, après sa disparition, des modifications durables dans la structure et l'aspect des téguments (Ex. : affections inflammatoires de la peau de l'ordre des tubercules, des gommes, des pustules dites parenchymateuses).

On observe aussi, dans les téguments, des lésions de l'ordre des *néoplasies*, et ces lésions peuvent avoir leur origine dans les divers éléments anatomiques qui les constituent.

Certains auteurs ont fait des classes à part des *altérations pigmentaires*, lesquelles siègent, soit dans les couches profondes de l'épiderme, soit dans le derme, et des *lésions trophiques* de la peau qui peuvent, au point de vue anatomique, se révéler par les processus morbides les plus divers (atrophie, hyperplasie, inflammation, ulcération, etc.).

Les *lésions d'ordre parasitaire* prennent chaque jour une importance plus grande en pathologie cutanée. Les parasites produisent d'ailleurs la plupart des altérations anatomiques que nous venons de passer en revue et, en particulier, les diverses variétés d'inflammation et les néoplasies. Aussi les affections parasitaires constituent-elles, en réalité, plutôt un groupe étiologique qu'un groupe vraiment anatomo-pathologique.

III

ÉTIOLOGIE GÉNÉRALE

L'étiologie est, sans aucun doute, le point
capital de l'étude des dermatoses : c'est d'elle que
devraient logiquement découler la conception
vraie de ces affections, leur classification, et
leur traitement. Mais, les obscurités dont elle est
encore entourée sont en raison directe de son
importance.

I. DERMATOSES CONGÉNITALES

DIFFORMITÉS CUTANÉES

Quant on étudie les dermatoses au point de
vue de leur origine, il est facile de voir qu'il
existe tout un groupe d'affections cutanées bien
spéciales : nous voulons parler des lésions de la
peau dites congénitales, c'est-à-dire que l'enfant
apporte en venant au monde. Certes, leur mode

réel de production reste fort obscur, et quoique l'hérédité intervienne pour beaucoup dans leur genèse, il faut bien reconnaître que l'on n'a pas encore pénétré leur pathogénie ; il n'en est pas moins vrai que ces lésions constituent un groupe bien distinct de *malformations* ou de *difformités cutanées*, dont nous n'avons pas, du reste, à nous occuper dans ce Chapitre.

II. DERMATOSES NON CONGÉNITALES

Les dermatoses d'origine non congénitale peuvent, au point de vue étiologique, être divisées en deux grands groupes :

1º Les *dermatoses* dites *idiopathiques*, provoquées par un agent morbide qui traumatise directement les téguments.

2º Les *dermatoses* dites *symptomatiques*, qui proviennent d'une cause morbide agissant sur l'organisme tout entier.

D'ailleurs, la netteté de cette division est plutôt apparente que réelle, comme on va bientôt s'en convaincre, si l'on veut lire avec quelque attention ce qui va suivre.

I. DERMATOSES IDIOPATHIQUES

Les dermatoses idiopathiques peuvent être provoquées par deux séries de causes :

1° Les parasites ;

2° Les agents chimiques, physiques, traumatiques, qui agissent comme irritants locaux. En somme, ce sont les dermatoses de cause externe ou provoquées directes de Bazin.

1. Dermatoses parasitaires. — Ainsi que nous l'avons dit plus haut, l'importance de ce groupe morbide s'accroît de jour en jour ; mais il est nécessaire à cet égard d'entrer dans quelques explications.

Les affections parasitaires se divisent naturellement, d'après la nature du parasite, en :

1° *Affections parasitaires d'origine animale* ;

2° *Affections parasitaires d'origine végétale* ;

3° *Affections parasitaires d'origine microbienne.*

1. Affections parasitaires d'origine animale.

Elles sont pour la plupart bien connues.

Les parasites animaux de l'homme peuvent être divisés au point de vue de leur mode d'action sur l'organisme en :

a) Epizoaires ou *parasites superficiels*, qui se contentent d'habiter à la surface des téguments qu'ils traumatisent, mais qui ne pénètrent pas dans l'intérieur des tissus. Ex. : pediculi pubis, capitis, vestimentorum (phthiriase) ; cimex lectularius (punaise) ; pulex irritans (puce) ; culex pipiens (cousin), etc.

b) Dermatozoaires ou *parasites fixes intra-cutanés*, qui pénètrent dans l'intérieur des téguments, sous l'épiderme, même dans le derme. Ex. : acarus scabiei (gale) ; dermanyssus gallinœ, ixodes, tiques, poux de bois, argas, leptus irritans (rouget), pulex penetrans (puce chique), demodex folliculorum, papulose filarienne, etc.

c) Parasites qui pénètrent plus profondément, jusque dans le tissu cellulaire sous-cutané et ailleurs. Ex. : œstres, filaire de Médine, cysticerques du tissu cellulaire.

d) Parasites du sang ou *hématozoaires.* Ex. : filaire du sang (filariose, éléphantiasis des pays chauds).

2. Affections parasitaires d'origine végétale.

On peut diviser les parasites végétaux, connus, des téguments, en :

a) Parasites épidermiques, qui ne dépassent pas les limites de cette couche, comme le micro-

sporon furfur (pityriasis versicolor), le microsporon minutissimum (érythrasma) (Balzer), le
champignon de la teigne imbriquée.

*b) Parasites du système pileux, de l'épiderme
et de ses annexes* (ongles) comme le trichophyton tonsurans (teigne tondante, trichophytie du
cuir chevelu, de la barbe, des ongles, herpès
circiné parasitaire), l'achorion Schœnleinii (favus), le parasite de la piédra.

c) Parasites des tissus profonds comme l'ac-
tinomyce (actinomycose).

Tout ce qui précède semble être assez net.
Mais combien y a-t-il encore de dermatoses que
nous soupçonnons devoir être parasitaires et
dont nous ne connaissons pas bien les parasites.
Le cancer est-il vraiment parasitaire ? N'a-
t-on pas décrit, dans ces derniers temps, des parasites animaux intra-cellulaires, les psoro-
spermies ou coccidies, qui sont peut-être (mais
c'est loin d'être prouvé) l'agent actif de certaines
dermatoses (psorospermose folliculaire végé-
tante, maladie de Paget du mamelon, peut-être
épithéliome superficiel) ?

3. Affections parasitaires d'origine microbienne.

Il est plus que probable qu'il en est de même
pour la grande catégorie de parasites à laquelle

on a donné plus spécialement le nom de microbes, et dont on a à peine ébauché l'étude. Quoi
qu'il en soit, dès maintenant, on connaît le bacille de la tuberculose (lupus vulgaire et tuberculose cutanée proprement dite), le bacille de la
lèpre, celui de la morve, de la verrue, la bactérie
du bouton de Biskra, etc.

Tout fait présumer qu'on trouvera encore bien
d'autres organismes, et que le groupe des dermatoses d'origine microbienne prendra peu à peu
une importance capitale.

Mode de production des dermatoses parasitaires.

Il est bien évident que les dermatoses parasitaires ont, pour première origine, la contamination du sujet sain par le germe mobide,
quelle qu'en soit d'ailleurs la provenance, que
cette contamination se fasse, directement de
l'homme ou des animaux malades à l'homme
sain, ou bien indirectement. Mais, tous les individus contaminés ne réagissent pas de la même
manière en présence du parasite.

Prenons, par exemple, les parasites animaux
supérieurs. Tout le monde sait combien la mi-
sère, la saleté, la déchéance physique favorisent

le développement des pediculi corporis et capilis ; par contre, le phthirius inguinalis s'accommode fort bien du luxe et de la bonne hygiène. L'acare de la gale, suivant la constitution des sujets, suivant leurs aptitudes morbides, produit des lésions diverses, vésicules, vésico-pustules, urticaire, prurigo, etc. Il faut donc, dans l'étude des affections parasitaires, ne pas tenir seulement compte du parasite, mais aussi du terrain sur lequel il se développe.

Cette proposition devient encore plus vraie pour les parasites inférieurs.

Les recherches récentes de M. Sabouraud ont déjà prouvé, quoi qu'elles soient encore incomplètes, qu'il y a des variétés multiples de trichophyton tonsurans qui sont susceptibles de se développer chez l'homme ; chacune d'elles semble avoir des affinités particulières pour tel ou tel terrain de culture : les unes préfèrent le cuir chevelu et les enfants, les autres, les téguments glabres, la barbe, les adultes, etc.

On sait que le favus n'évolue que chez certains sujets : il semble qu'il y ait des organismes qui lui soient réfractaires. Cette immunité de certaines personnes, pour telle ou telle affection parasitaire, devient frappante, quand on étudie l'histoire de certains parasites, tels que le microsporon furfur, le bacille de la tuberculose, celui de la lèpre, etc.

Il nous faudrait donc maintenant tâcher de déterminer en quoi consistent cette immunité et cette réceptivité morbides du sujet exposé à la contamination.

Le problème est des plus complexes, et des plus obscurs. Il y a tout d'abord un premier terme dont il faut tenir compte : il est probable que la virulence des germes contagieux varie beaucoup, suivant certaines conditions que nous ne faisons encore que soupçonner pour chacun d'eux ; c'est ainsi que les climats, la température, les perturbations atmosphériques, l'humidité et la composition chimique du milieu ambiant semblent modifier, dans de notables proportions, la puissance infectante des parasites.

Les mêmes conditions modifient également l'aptitude du sujet à être contaminé. Cette aptitude est, de plus, gouvernée par deux facteurs principaux qui nous semblent être : 1° un faisceau de qualités personnelles provenant soit de l'hérédité, soit de l'ensemble du mode de vie antérieur et créant un *état fixe* de l'organisme tel que cet organisme est prédisposé à telle ou telle affection ; 2° des modifications passagères, subies par l'organisme sous l'influence de l'âge, des privations, des fatigues, des excès, des maladies antérieures, toutes modifications qui font varier la constitution chimique des tissus (Hallopeau) et augmentent ou diminuent d'une façon transitoire l'aptitude du terrain à recevoir et à développer tel ou tel germe morbide (voir plus loin).

Lorsqu'ils ont pénétré dans l'organisme, les parasites peuvent donner lieu à la production des dermatoses, par divers mécanismes. Le plus simple et le plus fréquent consiste à traumatiser directement les téguments, aux points intéressés : c'est ainsi que se produisent les piqûres des pediculi, les sillons de l'acare, les plaques de la trichophytie, les godets du favus, les nodules du lupus, etc.

Mais, on sait qu'après leur introduction dans l'organisme, les bactéries peuvent rester localisées au point d'inoculation qui est unique ou multiple, ou se généraliser secondairement par la voie des veines ou des lymphatiques ; elles peuvent donc, de cette manière, intoxiquer l'économie générale. Elles peuvent aussi le faire par les toxines qu'elles sécrètent, et c'est probablement par ce dernier mécanisme qu'elles provoquent toute la série d'éruptions diffuses, généralisées, qui s'observent si fréquemment, comme épiphénomènes des infections bactériennes.

Ce n'est pas tout : les parasites, surtout lorsqu'ils donnent lieu à du prurit, excitent le système nerveux cutané et provoquent ainsi, par voie reflexe, des éruptions secondaires de nature urticarienne pour la plupart. Ils peuvent, en traumatisant les téguments, réveiller et mettre en œuvre des prédispositions individuelles, et occasionner l'apparition de certaines dermatoses.

Enfin, plusieurs parasites peuvent se développer simultanément chez le même sujet et provoquer dès lors des éruptions multiples d'aspect, fort déconcertantes même au premier abord par leurs anomalies apparentes. Il est relativement facile de les découvrir et de les diagnostiquer quand il s'agit de parasites d'ordre supérieur, tels que les poux et les acares, par exemple ; mais, il en est parfois tout autrement quand il s'agit de microbes encore peu connus dans leur morphologie et dans leurs effets. Il y a là tout un champ d'études presque inexploré, et qui réserve peut-être les surprises les plus inattendues. Qui sait même si ces *associations microbiennes* ne donneront pas la clef de guérisons spontanées, jusqu'ici inexpliquées, et ne fourniront pas, dans un avenir plus ou moins éloigné, une nouvelle méthode thérapeutique ? Ce que nous devons dire dès maintenant au point de vue pratique, c'est qu'il est assez fré quent de voir les microbes de la suppuration compliquer les affections parasitaires, en modifier l'aspect, et souvent même en aggraver le pronostic.

2. Dermatoses de cause externe, non parasitaires, ou dermatites traumatiques. — Certains auteurs divisent ces affections en deux groupes secondaires, suivant que la lésion cutanée provient d'une irritation purement mécanique (dermatites traumatiques proprement dites), ou d'une action chimique ou toxique exercée sur les tissus (dermatites vénéneuses). Cette distinction a une certaine importance au point de vue pathogénique, car, dans le premier groupe, les lésions tégumentaires sont bien exclusivement dues au traumatisme direct, tandis que, dans le second groupe, le traumatisme direct peut s'accompagner d'une certaine intoxication générale de l'organisme. Ce deuxième groupe constitue une série de faits de passage entre les éruptions artificielles de cause externe ou provoquées directes, et les éruptions artificielles de cause interne ou provoquées indirectes, qui proviennent de l'ingestion de certaines substances, toxiques pour l'économie.

Nous renvoyons pour plus de détails, au point de vue de l'énumération des causes de traumatisme, au Chapitre *Éruptions artificielles,*

t. II de cet ouvrage, et nous nous contenterons de dire ici que les dermatoses de cause externe non parasitaires proviennent :

1° d'*agents atmosphériques*, tels que le froid, le chaud, le soleil, le vent, etc.

2° d'*agents purement mécaniques*, qui traumatisent la peau.

3° d'*agents à la fois mécaniques, chimiques*, souvent *toxiques*, comme dans toutes les éruptions provoquées : *a*) par les professions, lorsqu'on manie des substances irritantes ; *b*) par les applications médicamenteuses ; *c*) par les vêtements irritants ; *d*) par le manque de soins, d'hygiène et de propreté.

———

Il est maintenant facile de comprendre combien la division des *dermatoses*, en dermatoses dites *idiopathiques* et en *dermatoses* dites *symptomatiques*, est illusoire.

En effet, quand, par exemple, on a appliqué une préparation mercurielle sur un point quelconque des téguments, quand cette préparation a irrité directement la peau, quand ensuite, ayant pénétré dans l'organisme par cette peau traumatisée, elle a provoqué des phénomènes d'intoxication générale comme la salivation et une éruption diffuse d'hydrargyrisme, dans quelle catégorie doit-on ranger les accidents cutanés ? La cause morbide a, dans ce cas, agi à la fois directement sur les téguments au point d'application, et sur l'organisme tout entier par absorption du mercure.

Des faits analogues s'observent fréquemment dans les dermatoses dites de cause externe.

On voit donc qu'ici encore, comme pour les affections parasitaires, il faut tenir compte, dans l'interprétation de leur pathogénie, d'une foule de circonstances que nous allons nous contenter d'énumérer :

1° du choc produit par l'agent traumatisant sur l'organisme ;

2° de l'introduction dans l'organisme, par le point lésé, de substances toxiques qui agissent sur l'économie tout entière ;

3° de la réceptivité morbide du sujet, générale et particulière, au moment précis où se fait le traumatisme ;

4° de la prédisposition du sujet à telle ou telle dermatose, prédisposition qui peut être mise en œuvre par le traumatisme subi.

II. DERMATOSES SYMPTOMATIQUES

Les dermatoses symptomatiques peuvent être le résultat : 1° d'une intoxication accidentelle de l'économie par les aliments ou les médicaments ; 2° de l'introduction accidentelle dans l'économie d'une toxine morbide ; 3° d'une lésion d'organe agissant par voie réflexe ou par viciation progressive de l'état général ; 4° de l'imperfection des échanges nutritifs. Le tout étant dominé par un état spécial de l'organisme, dont nous avons déjà dit quelques mots, et auquel on a donné le nom de *prédisposition morbide*.

1. Intoxications accidentelles de l'économie par les aliments ou par les médicaments. — Il est de connaissance vulgaire que certains aliments produisent des éruptions chez des personnes prédisposées : c'est ainsi qu'il est fréquent d'observer de l'urticaire après l'ingestion de moules, de fraises, etc., de l'acné après l'ingestion de fromages, de viandes avariées, etc. Tous les médecins savent qu'il est de nombreux médicaments qui peuvent produire des éruptions diverses ; qu'il nous suffise de rappeler ici les éruptions multiples des iodures, des bromures,

du mercure, du chloral, de la quinine, de l'antipyrine, etc. (voir *Éruptions artificielles de cause
interne*, t. II de cet ouvrage). Quant au mécanisme qui préside à la genèse de ces éruptions, il
a été fort discuté ; mais il est probable qu'il se
produit, le plus souvent, des phénomènes d'ordre
réflexe, la substance toxique agissant sur le système nerveux, après sa pénétration dans la circulation générale.

C'est surtout pour cette classe d'éruptions, que
devient évidente la part que l'on doit attribuer à
la prédisposition du sujet dans la production de
la dermatose. Il faut encore distinguer ici : *a*)
une prédisposition permanente, qui fait que
tel individu, dans quelque état de santé qu'il
soit, ne peut prendre tel médicament sans voir
survenir des accidents du côté des téguments ; *b*)
une prédisposition passagère tenant à des causes
bien difficiles à préciser, et grâce à laquelle un
individu, qui avait toléré jusque-là une substance, voit survenir, à la suite de son ingestion,
des phénomènes éruptifs.

**2. Introduction accidentelle dans l'éco-
nomie d'une toxine morbide.** — On a de
plus en plus de tendance à considérer les toxines morbides sécrétées par les microbes comme

l'agent infectieux par l'intermédiaire duquel ces microbes agissent sur l'économie. Il est probable qu'elles se conduisent dans l'organisme, au point de vue des manifestations cutanées, comme les médicaments. Ces éruptions sont des plus fré-quentes ; il me suffira de rappeler toutes les fièvres dites éruptives, le choléra, la fièvre ty-phoïde, la diphthérie, l'infection purulente, etc.

3. Lésions d'un organe agissant par voie réflexe ou par viciation progressive de l'état général. — Les affections chroniques des divers organes de l'économie peuvent agir sur les téguments de plusieurs façons :

a) Par des *troubles circulatoires mécaniques*, comme le font surtout les lésions des systèmes cardio-vasculaire et pulmonaire (purpura, escha-res et gangrènes, asphyxie locale, œdèmes cuta-nés, varices et télangiectasies, etc.).

b) Par *voie réflexe*, comme le font si souvent les lésions du tube digestif et surtout celles des organes génito-urinaires, de l'utérus en parti-culier dont les moindres troubles (menstruation, ménopause, etc.) retentissent fréquemment sur l'appareil tégumentaire.

c) Par une *viciation lente et progressive de l'état général*, comme on l'observe dans beaucoup d'affections chroniques des reins, du tube digestif et de ses annexes, grâce à l'introduction constante dans l'organisme de matériaux excrémentitiels ou de désassimilation qui sont toxiques, grâce au mauvais fonctionnement de l'estomac, des intestins et du foie, ou bien encore grâce au mauvais fonctionnement du filtre rénal et à un défaut d'excrétion.

d) Quant aux *troubles du système nerveux*, le rôle qu'ils jouent dans la production des dermatoses est énorme, et le domaine des affections cutanées d'origine nerveuse tend à s'agrandir de jour en jour. Nous ne voulons pas seulement parler des dermatoses se reliant directement à des lésions définies de l'axe cérébro-spinal (syringomyélie, ataxie locomotrice, hémorrhagies, ramollissement, névrites, etc.), mais aussi et surtout, des dermatoses multiples qui ne semblent pas, du moins dans l'état actuel de la science, dépendre de lésions anatomiques du système nerveux, mais que l'on peut considérer comme de véritables névroses cutanées : telles sont les urticaires, nos névrodermites, toute la grande classe des dermatoses réflexes, émotives, par choc moral.

4. Imperfection des échanges nutritifs. — Tout ce qui précède doit faire comprendre

l'importance considérable, que doivent avoir
dans la genèse des affections cutanées, les altérations générales de l'organisme qui sont causées
par les troubles divers des échanges nutritifs.
Soit que l'alimentation pèche par excès, par
défaut, par mauvaise qualité des ingesta, par leur
non-adaptation au milieu et au climat dans lequel vit le sujet, soit que ces aliments soient mal
digérés, mal absorbés, et surtout *mal élaborés*
dans l'organisme, soit que les diverses fonctions
excrétoires, (poumons, système cutané, reins),
soient viciées dans leur fonctionnement, il s'ac-
cumule peu à peu dans le système général, dans
les liquides et les organes de l'économie, divers
produits excrémentitiels plus ou moins toxiques,
(urée, acide urique, leucine, tyrosine, xanthine,
hypoxanthine, leucomaïnes, etc.), qui, peu à peu,
impriment à l'organisme un cachet particulier
de déchéance vitale et de vulnérabilité morbide.
On sait que des aliments, que des médicaments,
toxiques pour tel ou tel individu qui les a absorbés, peuvent donner lieu à des éruptions de
natures diverses ; on doit donc admettre par ana-
logie que les matériaux nuisibles, dont nous venons de parler, peuvent avoir la même action.
D'ailleurs, les faits cliniques viennent démontrer,
avec la dernière évidence, la réalité de cette hy-

polhèse. Il n'est pas rare de voir chez un goutteux avéré, le plus souvent héréditaire, depuis long-temps sujet à des manifestations goutteuses viscérales, crises d'asthme, gravelle, ou même accès francs de goutte articulaire, il n'est pas rare, disons-nous, de voir chez lui l'affection changer d'aspect et prendre la forme de poussées aiguës du côté des téguments : la peau rougit, se tuméfie avec la plus grande rapidité, simule un érysipèle, se couvre parfois de phlyctènes comme une brûlure ; puis, au bout d'un temps variable, d'ordinaire en deux à six semaines, tout se calme, tout disparaît sans laisser aucune trace, sans que l'on ait eu besoin d'instituer la moindre médication locale, pour récidiver après un intervalle de repos plus ou moins long ; c'est évidemment un accès de goutte à la peau.

Nous avons, d'autre part, vu assez souvent chez un même individu des lésions eczémateuses ou des lichénifications des téguments alterner avec certaines manifestations viscérales telles que des migraines, des névralgies, des douleurs articulaires ou musculaires, de la lithiase biliaire ou rénale, des dyspepsies, des bronchites à répétition, des accès d'asthme, etc. Parfois même la disparition d'une dermatose peut être suivie de la production d'accidents pulmonaires ou cérébraux des plus graves. Il semble donc, au premier abord, que l'on doive considérer dans ces cas la dermatose comme une manifestation pure et simple d'un mauvais état général, qui fait porter ses attaques du côté de la peau au lieu de les faire porter du côté d'un viscère quelconque : il existerait dans l'organisme comme une sorte de *force morbide* qui aurait besoin de s'exercer sur un point quelconque de l'économie, ou pour mieux dire cet organisme serait vicié par des produits excrémentiels ou d'assimilation imparfaite (*matière peccante des anciens*), et cette intoxication se traduirait par des symptômes morbides affectant le *locus minoris resistentiæ* de l'économie, locus qui peut varier suivant les constitutions, suivant les idiosyncrasies, suivant les circonstances.

5. Du rôle du traumatisme dans la production des dermatoses dites symptomatiques. — Jusque dans ces derniers temps, on avait négligé d'étudier l'influence des excitations mécaniques des téguments sur la genèse des éruptions cutanées dites d'origine interne : les recherches récentes de M. Jacquet ont, en partie, comblé cette lacune. L'expérience fondamentale sur laquelle reposent tous ses travaux sur ce

point, est la suivante. Quand, chez un sujet atteint d'urticaire aiguë généralisée, on protège
hermétiquement une partie du corps, le membre inférieur par exemple, les phénomènes ortiés
(prurit et élevures) s'éteignent brusquement et
absolument sur ce membre. La durée de cette
immunité n'a d'autre limite que celle de l'application de l'appareil protecteur. M. Jacquet en
conclut que, pour que l'élevure cutanée se produise, il faut une excitation quelconque de la
peau, laquelle peut d'ailleurs être fort légère,
grattage, simple frottement, frôlement des téguments, contact de l'air frais, etc. Deux éléments
sont donc nécessaires pour que l'urticaire de
cause interne se développe : 1° un état particulier
de la vaso-motricité cutanée, tel que la peau est
en état de vulnérabilité ; 2° l'excitation locale, qui
provoque la réaction névro-paralytique (Jacquet).
Si l'un de ces deux éléments fait défaut, l'éruption
d'urticaire ne se produit pas.

Alors même que la loi posée par M. Jacquet
ne serait pas absolue, et qu'elle présenterait des
exceptions (ce qu'il faudrait démontrer), il n'en
est pas moins vrai qu'elle s'appuie sur des faits
d'observation irréfutables ; et d'ailleurs tout le
monde sait que, lorsque l'on est en puissance
d'urticaire par suite d'une modification spéciale

de l'organisme pouvant tenir à des causes multiples (voir *Urticaire*, t. V de cet ouvrage), il suffit de se gratter pour voir se développer, dans la grande majorité des cas, une éruption ortiée plus ou moins abondante et turgide, suivant l'état de tension ortiée (Besnier) des téguments.

En poursuivant ses recherches sur le même sujet, M. Jacquet a étendu ses idées sur le rôle pathogénique du traumatisme dans les dermatoses d'origine interne, à d'autres processus morbides que l'urticaire. Il s'est efforcé de démontrer que la peau répond, par des réactions exanthématiques fort variables, à des excitations externes presque toujours les mêmes ou peu s'en faut, et que ces réactions varient selon les causes internes premières, selon leur nature, leur persistance, selon l'état anatomo-pathologique préalable des tissus, etc.

En parlant du prurit et de ses conséquences au Chapitre de la *Symptomatologie générale*, nous avons déjà indiqué le rôle important que joue le grattage dans la production de certaines dermatoses d'origine interne, et surtout dans celles que nous avons étudiées soit seul, soit avec M. Jacquet, sous le nom de névrodermites. Dans toutes ces névroses cutanées, dans lesquelles l'essence même de l'affection réside dans des troubles morbides encore mal connus du système nerveux (troubles morbides d'ailleurs fort complexes et modifiés dans leur nature et dans leurs effets par les conditions étiologiques multiples que nous venons de passer en revue et qui s'amalgament à des doses diverses chez chaque sujet), dans toutes ces névroses cutanées, disons-nous, telles que nos névrodermites circonscrites, nos névrodermites diffuses, le prurigo, jusqu'ici confondus dans les eczémas, etc., les traumatismes jouent un rôle des plus importants dans la genèse de l'éruption.

Ces notions, que l'on a jusqu'ici un peu trop laissées dans l'ombre, nous montrent toute la complexité des dermatoses, et nous prouvent combien il est important d'essayer de pénétrer leur pathogénie, pour arriver à en comprendre la véritable nature et le traitement.

DE LA PRÉDISPOSITION MORBIDE.
LE TERRAIN

Dans tout ce qui précède nous avons, à chaque instant, prononcé les mots de prédisposition morbide, de terrain ; nous devons tâcher maintenant d'en préciser la signification.

1. Constitution du terrain. — Le terrain
nous semble constitué par un ensemble de conditions assez complexes, que nous avons déjà
étudiées en partie, et que nous devons grouper,
afin de bien faire comprendre notre pensée :

1. **Hérédité**. — Tout d'abord, il entre dans la
constitution du terrain certaines qualités reçues
des parents par voie d'hérédité ; et, certes, rien
n'est plus complexe.

En premier lieu, on trouve ce que l'on a desi-
gné sous le nom de *prédisposition de la race*. On
sait qu'il est des peuples qui présentent une aptitude plus grande que d'autres à voir se développer chez eux certaines affections : la fréquence
de l'acné et de la séborrhée dans la race juive
est connue de tous. Passant du peuple aux familles, il est des familles chez lesquelles on voit
se produire les mêmes infirmités, les mêmes diathèses (voir plus loin), pendant plusieurs géné-
rations successives, que cette hérédité se traduise
d'ailleurs d'une manière directe ou d'une manière indirecte, avec ou sans alternances.

Un sujet peut, de plus, hériter de son père ou
de sa mère une disposition générale de l'organisme, qui fait qu'il est plus apte que d'autres à
contracter certaines affections accidentelles dites
parasitaires, microbiennes ou virulentes, ou à

voir se développer, peu à peu, chez lui, certaines lésions organiques ou certaines diathèses. Cette prédisposition reste latente ou se manifeste d'une manière tangible, suivant que les causes occasionnelles ou déterminantes auxquelles est soumis le sujet sont ou non favorables à l'évolution de ces diverses expressions morbides.

On comprend que cette disposition héréditaire sera plus ou moins marquée, suivant l'état particulier dans lequel se trouveront les parents, au moment de la conception. Plus leur organisme sera imprégné de produits excrémentitiels et de toxines, grâce à des fautes d'hygiène ou à des affections soit organiques, soit accidentelles, plus il sera altéré par l'évolution physiologique et morbide, et plus l'hérédité sera accentuée. Aussi sont-ce presque toujours les enfants les plus jeunes qui, dans les familles, présentent à leur maximum la tare héréditaire.

Il est bien entendu que, pour des raisons analogues, la loi est inverse quand il s'agit d'hérédité syphilitique.

Ces prédispositions héréditaires sont des plus multiples. Au point de vue des affections cutanées, nous devons surtout mettre en relief celles qui ont été étudiées sous la dénomination de diathèses. « La diathèse, dit M. Hallopeau,

est une modification du type physiologique
ayant pour effet de diminuer la résistance de
l'organisme contre certaines influences morbi-
fiques, de la prédisposer à certaines affections, et
d'imprimer à ses réactions une physionomie
spéciale ». Nous n'avons pas, dans cet ouvrage, à
discuter la réalité de cette conception morbide,
à établir s'il faut admettre la scrofule, l'arthritisme, l'herpétisme. Ce qui est certain, c'est que
les enfants peuvent hériter de leurs parents de
cet état particulier qui, dans leur jeunesse, leur
donne un facies spécial, bouffi, pâle, de l'hypertrophie de la lèvre supérieure, et les rend sujets
à avoir des coryzas chroniques, des conjoncti-
vites, des kératites superficielles, des otorrhées,
des hypertrophies amygdaliennes, des végétations adénoïdes, des engelures, de la tendance à
la cyanose des extrémités, des adénopathies, des
éruptions cutanées à type impétigineux, etc. :
c'est ce que nous appelons la prédisposition lymphatique, ou encore le *tempérament lymphatique* ou *scrofuleux*. Ils peuvent aussi hériter
de leurs parents d'une tendance particulière à
avoir de l'asthme, de la lithiase biliaire ou rénale,
des migraines, des viscéralgies, de la goutte, des
éruptions à type eczémateux et à aspect spécial
dit arthritique, etc., en un mot, tout le groupe

des maladies dites, à l'heure actuelle, par ralentissement de la nutrition : c'est ce que nous appelons de l'*arthritisme* au point de vue cutané. Ils peuvent aussi, sans avoir présenté des accidents généraux de l'ordre dit arthritique, recevoir de leurs parents une prédisposition spéciale aux dermatoses ; et c'est pour ces tendances particulières que certains auteurs avaient créé le nom, aujourd'hui dédaigné, d'*herpétisme.*

Il est encore d'autres hérédités fort importantes, au point de vue cutané ; nous voulons parler de celles qui portent plus spécialement sur un appareil, qui semble être un *locus minoris resistentiæ* de l'organisme. Cette sorte de vulnérabilité partielle a surtout de l'importance en dermatologie, à propos du système nerveux : l'impressionnabilité nerveuse se transmet, en effet, fort souvent par hérédité, et elle peut intervenir, comme nous l'avons déjà dit, pour provoquer l'explosion d'un grand nombre de dermatoses.

2. **Idiosyncrasie.** — En dehors des prédispositions héréditaires que présente chaque individu, il offre de plus certaines qualités absolument personnelles, souvent inexplicables, mal définies, qui font que son organisme est apte à développer telle ou telle éruption sous l'influence

de causes diverses qui, chez d'autres sujets, restent inoffensives ou donnent lieu à d'autres effets. Cette idiosyncrasie échappe à l'analyse ;
elle n'en est pas moins réelle.

C'est ce que M. E. Besnier a magistralement
démontré à propos de la pathogénie des érythèmes ; l'érythème scarlatiniforme, par exemple,
peut être provoqué soit par un coup de froid.
soit par l'usage interne du mercure, soit par une
friction d'onguent napolitain, soit par une insolation, etc., chez le même individu prédisposé
à cette forme éruptive. Ce n'est donc pas la
cause occasionnelle tangible qui gouverne chez
lui la forme de l'éruption, ce sont des conditions
absolument personnelles au sujet. Il semble, en
un mot, qu'il soit, de par sa constitution même,
en état d'imminence morbide de telle ou telle
éruption ; et il suffit d'une cause occasionnelle
quelconque, efficace pour remplir ce but, pour
en provoquer l'apparition.

Cette prédisposition si singulière est le plus
souvent innée, mais, comme nous allons le voir,
elle peut aussi être acquise et alors transitoire,
développée sous l'action d'un état morbide protopathique (E. Besnier).

3. **États acquis** — En effet, outre les états diathésiques que chaque individu peut apporter

en naissant, il peut en acquérir d'autres. C'est ainsi que l'état scrofuleux, dont nous avons parlé, peut résulter de la mauvaise hygiène du nouveau-né, d'une alimentation défectueuse, de l'encombrement, etc. ; l'arthritisme, dans sa forme abarticulaire, la seule qui nous intéresse, peut se développer par la mauvaise hygiène, le séjour dans les grandes villes, le défaut d'exercice, l'alimentation trop riche en principes azotés, et en aliments d'épargne.

4. Maladies diverses. — Enfin, comme nous l'avons dit plus haut, l'organisme peut subir des modifications spéciales, par suite du mauvais fonctionnement de tel ou tel organe. Nous avons déjà vu que les maladies du système nerveux, du tube digestif et de ses annexes, du cœur, des reins, l'albuminurie, le diabète, etc., pouvaient favoriser le développement des dermatoses.

L'ensemble complexe de toutes ces conditions constitue ce que l'on est convenu d'appeler le *terrain*. Ce terrain peut, d'autre part, être modifié par certaines circonstances.

2. Modifications du terrain. — *Suivant l'âge* : le sujet est plus ou moins exposé à telle ou telle dermatose : dans le bas âge, ce sont les éruptions érythémateuses, urticariennes, eczémateuses

qui dominent, surtout au moment des crises de
dentition ; la teigne tondante est spéciale aux enfants. A la puberté, on voit souvent survenir l'acné
et la séborrhée. A l'âge mûr, les affections d'origine nerveuse ; à la ménopause, la couperose ;
plus tard encore, l'épithéliome superficiel, etc.

Suivant le sexe ; l'utérus, ses fonctions et ses
maladies ont sur l'apparition des dermatoses la
plus grande importance. La femme est sujette à
la maladie de Paget ; l'homme au sycosis.

Il en est de même du climat, de la' température, du froid, du chaud, de la pression atmo-
sphérique, des saisons, etc. ; des modifications
accidentelles subies par l'organisme, telles que
les traumatismes, les excès, les fatigues de toute
sorte, les maladies intercurrentes, etc. Ce sont
là des modifications passagères du terrain qui peuvent accidentellement créer l'opportunité morbide ; elles peuvent être la cause occasionnelle
de l'apparition de la dermatose sur un terrain
prédisposé.

RÉSUMÉ ÉTIOLOGIQUE

En somme, rien de plus difficile à préciser, en
présence d'une éruption, que les conditions multiples qui ont présidé à son développement.

I. — *La dermatose peut être d'origine para-sitaire*, mais elle est modifiée, dans son aspect, dans sa marche, par le terrain sur lequel elle évolue. Il ne faut donc pas seulement considérer le parasite ; il faut largement tenir compte du terrain. Si le terrain est absolument réfrac-taire, le parasite ne se développe pas ; si le ter-rain est favorable, il s'infecte sans la moindre difficulté ; ou bien, il suffit d'une circonstance accidentelle (voir plus haut) pour le mettre en état de réceptivité morbide. Dès lors, suivant ses aptitudes propres, le sujet réagira sous l'action du parasite, et il réagira souvent de façons très variables.

D'ailleurs, tout parasite modifiant les tégu-ments, et surtout attaquant l'épiderme, peut prédisposer à l'évolution d'un autre parasite, soit en facilitant l'inoculation directe, soit en modifiant l'organisme, c'est-à-dire le terrain, d'une manière favorable à l'évolution de cet autre parasite.

Un parasite, en traumatisant un point quelcon-que des téguments, peut y créer un *locus minoris resistentiæ* et en faire un point d'appel pour des éruptions d'origine purement constitutionnelle : d'où cette anomalie, en apparence inexplicable et cependant fort logique, d'éruptions eczémateuses à type parasitaire qui se compliquent parfois de poussées eczémateuses à type goutteux pur.

Il est également possible que des parasites évoluant sur une surface cutanée enflammée, comme dans certains eczémas séborrhéiques par exemple, produisent des substances toxiques qui sont absorbées par les téguments malades, pénètrent dans l'organisme, l'intoxiquent, et donnent lieu à une éruption secondaire généralisée, ou tout au moins çà et là disséminée, n'ayant plus les caractères de la dermatose primitive, mais ceux d'une dermatose d'origine interne. Cette hypothèse, quelque théorique qu'elle puisse paraître au premier abord, nous semble être la seule qui donne la clef de ces faits, en apparence inexplicables, dans lesquels nous voyons une ou plusieurs plaques d'eczéma séborrhéique vrai du podex, du cuir chevelu, des plis articulaires, etc., se compliquer brusquement d'une éruption de petits éléments multiples, çà et là disséminés, sans ordre, sur toute la surface du corps, constituant une sorte d'éruption secondaire à type, tantôt d'eczéma, tantôt de psoriasis, tantôt de pityriasis rosé de Gibert. Il suffit alors de prendre les soins voulus d'hygiène alimentaire et locale, et de soigner la ou les plaques primitives par les préparations efficaces contre l'eczéma séborrhéique, pour voir tout rentrer dans l'ordre. En somme, l'éruption secondaire disparaît presque toujours dans ces cas, sans que l'on ait besoin d'instituer contre elle de traitement local ; il est donc bien certain qu'elle est de toute autre nature que la lésion primitive, bien qu'en somme elle en soit une des conséquences.

Le traumatisme joue un rôle considérable dans l'étiologie des affections cutanées parasitaires, qu'il agisse soit en favorisant l'inoculation du parasite, soit en imprimant à l'organisme une modification générale qui rend le terrain favorable à la germination de ce parasite.

II. — *La dermatose peut être d'origine externe, non parasitaire*, et être due à l'action directe traumatique d'un corps étranger ; mais, ici encore, il est nécessaire de tenir compte de la vulnérabilité des téguments, élément des plus variables suivant les individus, et du mode de réaction particulier que peut avoir chaque organisme en présence du même agent, enfin de l'intoxication générale possible de l'économie par la substance nuisible.

III et IV. — *La dermatose peut être due à la pénétration accidentelle dans l'organisme d'une substance alimentaire ou médicamenteuse toxique ou d'une toxine morbide quelconque :*

ici intervient surtout, comme élément principal, l'idiosyncrasie du sujet.

V. — *La dermatose peut dépendre d'une lésion d'organe qui agit par voie réflexe ou par viciation progressive de l'état général* : fort souvent alors cette lésion organique ne fait que préparer le terrain, et c'est sous l'influence d'une cause occasionnelle quelconque, traumatique, parasitaire ou autre, que se produit l'éruption d'origine interne.

VI. — *La dermatose peut dépendre enfin de l'imperfection des échanges nutritifs* ; mais on doit faire, à cet égard, les mêmes réserves que pour la catégorie précédente.

En somme, on voit que l'étiologie des maladies cutanées est presque toujours extrêmement complexe. C'est pour n'avoir pas tenu compte des diverses données du problème, que la plupart des dermatologistes ont erré et errent encore : les uns, soutenant l'origine purement extérieure et la nature purement locale des plus fréquentes de ces affections, telles que les eczémas, les acnés, les séborrhées, etc. ; les autres, soutenant, au contraire, leur origine purement interne.

Or, il nous paraît évident que, pour la plupart d'entre elles, il faut allier ces deux théories : que,

pour en bien comprendre la pathogénie, il faut
faire intervenir la théorie du parasitisme s'im-
plantant sur un terrain rendu favorable par les
conditions multiples que nous venons d'étudier.

Des causes qui gouvernent la localisation de certaines affections cutanées.

Ce qui précède jette un peu de jour sur les
lois qui régissent les localisations de certaines
éruptions.

1. *Pour les affections parasitaires*, la localisation dépend : *a*) des points d'inoculation ; *b*) des
milieux favorables à la germination des parasites, d'où la localisation de la tuberculose cutanée
aux régions découvertes (visage et mains), la
localisation assez fréquente du pityriasis versico-
lore aux régions protégées par de la flanelle, etc.
Ces circonstances expliquent les anomalies apparentes que présentent ces affections : leur asymé-
trie, car elles dépendent parfois des inoculations ;
leur symétrie, car elles trouvent de bons terrains
de cultures identiques aux régions symétriques
du corps.

2. *Pour les éruptions artificielles de cause
externe*, mêmes remarques. Elles sont donc symétriques ou asymétriques, suivant les circonstances

particulières qui ont présidé à leur développement : asymétriques, quand les applications irritantes n'ont porté que sur un seul point, ou sur
plusieurs points irrégulièrement disposés ; symétriques, dans le cas contraire, ainsi que cela
s'observe si fréquemment dans les éruptions professionnelles, dans celles qui sont dues aux vêtements, etc.

3. *Pour les éruptions de cause interne*, elles
sont, dans la grande majorité des cas, symétriques, ce qui se comprend, puisque la cause morbide agit sur l'économie toute entière, que ce
soit ou non par l'intermédiaire du système nerveux.

Cependant, il faut faire intervenir ici une loi
d'une importance extrême, celle du *locus minoris
resistentiæ* de l'organisme. Lorsqu'on est en
puissance d'éruption de cause interne, cette
éruption se produit presque toujours avec plus
d'intensité aux points de la peau qui sont mis
en état de moindre résistance, soit par le traumatisme, soit par les sécrétions, etc.

C'est ainsi que dans les éruptions d'origine
interne, les points les plus atteints sont surtout
les mains, les pieds (points sans cesse traumatisés
et où la circulation est ralentie), les plis des
aînes et les grands plis articulaires (points où les

fonctions sudorales sont le plus actives), parfois
les coudes et les genoux (points qui sont le plus
soumis aux pressions). Mais, hâtons-nous d'ajouter que ces lois n'ont rien d'absolu ; dans quelques
cas, en effet, ce ne sont pas les régions de la peau
les plus humidifiées par les sécrétions sudorales,
mais au contraire les plus sèches, qui sont le
siège de l'éruption.

PRONOSTIC GÉNÉRAL

Le pronostic général des affections cutanées découle de ce qui précède. Il dépend en effet :

1° de la cause première de l'éruption ;

2° de la nature du terrain sur lequel elle évolue.

1. Pronostic d'après la cause. — Le pronostic dépend de la cause première de l'éruption.

a) Si elle est d'*origine parasitaire*, la durée peut être indéterminée. Il est rare, en effet, que les éruptions parasitaires aient une évolution cyclique ; le plus souvent, elles persistent avec des alternatives diverses, jusqu'à ce qu'une médication appropriée vienne y mettre un terme. Parfois cependant elles aboutissent spontanément à la guérison : ainsi le fait la trichophytie du cuir chevelu, quand l'enfant arrive à la puberté. En somme, la marche, la durée, la terminaison de ces affections dépendent surtout de la médication qui leur est opposée : le principe « sublatà causà, tollitur effectus » est ici rigoureusement vrai.

b) Il l'est également pour les *éruptions* dites *traumatiques*, dont le pronostic est bien moins grave d'ordinaire que celui des précédentes, car il suffit ici, pour que la guérison se produise, de mettre les téguments à l'abri des traumatismes qui s'exercent directement sur eux.

c) Il l'est aussi, dans une très grande mesure, pour les *éruptions* dites *artificielles de cause interne* ou *pathogénétiques*. Il suffit, en effet, presque toujours, d'interrompre l'administration de l'aliment ou du médicament nuisible pour que l'éruption disparaisse. Cependant, cela n'est pas toujours vrai : on a vu l'ingestion d'une seule pilule de mercure déterminer l'apparition d'une éruption érythémateuse desquamative qui persistait pendant des mois. Il semble que, dans ces cas, le médicament toxique n'ait joué que le rôle de cause occasionnelle déterminante, et n'ait fait que réveiller, et mettre en œuvre, une idiosyncrasie particulière à l'individu. Le pronostic est donc un peu plus incertain pour cette catégorie de faits. Il n'en est pas moins bénin dans la grande majorité des cas.

d) Quant aux *éruptions* dites *de cause interne*, quelle que soit leur origine (voir plus haut), il n'est rien de plus vague et de plus incertain que leur pronostic.

2. Pronostic d'après le terrain. — Le pronostic dépend surtout du terrain, de la constitution du malade, de son état antérieur de santé ou de maladie, du bon fonctionnement de ses organes, de son hygiène, de ses occupations, de son état moral, de son âge, de son sexe.

Il nous suffit de rappeler, en quelques mots, combien le pronostic d'une dermatose diffère suivant que celui qui en est atteint est bien portant, ou diabétique, ou albuminurique, ou goutteux invétéré, suivant qu'il se livre à tous les excès de table, de travail, etc., ou suivant qu'il s'astreint à une hygiène rigoureuse, etc.

Le terrain intervient, dans une assez large mesure, pour modifier le pronostic des affections parasitaires. Pour le lupus, par exemple, si l'organisme est bon, si le sujet ne présente, ni au point de vue héréditaire, ni au point de vue personnel, aucune tendance à la tuberculose viscérale, le pronostic sera en somme assez bénin ; si, au contraire, cette affection se développe sur un terrain prédisposé à l'évolution du bacille, celui-ci pourra se propager de proche en proche, infecter les viscères et causer la mort du sujet ; le pronostic devient alors des plus graves.

Le pronostic des affections cutanées varie également beaucoup suivant certaines *circonstances accessoires*.

a) En première ligne, on doit placer la *localisation* : un lupus des paupières présente, par exemple, une gravité toute exceptionnelle, car il peut amener la destruction de ces organes et la perte de la vue ; un eczéma des lèvres, de la barbe, est plus grave qu'un eczéma des membres, parce qu'il est beaucoup plus difficile à soigner, parce qu'il se complique parfois de folliculites qui peuvent lui donner l'aspect sycosique, et le transformer en une maladie de longue évolution.

b) Ce dernier exemple montre, de plus, que le pronostic d'une dermatose dépend aussi de l'apparition de certaines *complications*. Nous venons de voir que la présence de folliculites aggrave notablement le pronostic de l'eczéma de la barbe, au point de vue de sa durée ; l'épithéliome peut venir se greffer sur le lupus et en aggraver le pronostic, au point de vue de l'existence même du malade, etc.

V

DIAGNOSTIC GÉNÉRAL

Dans la pratique de la médecine générale, il arrive assez souvent que le médecin ne pose pas de diagnostic ferme et s'en tienne à la médication des symptômes. Cette ligne de conduite, toujours regrettable, est parfois imposée en dermatologie. Il est, en effet, relativement fréquent de se trouver en présence de dermatoses insolites, mal définies, dont la nature échappe complètement, et pour lesquelles on en est réduit à tâtonner. Il n'en est pas moins vrai qu'il ne faut faire cet aveu d'impuissance qu'après avoir longuement et méthodiquement étudié le sujet. Voici comment nous conseillons de procéder :

A l'hôpital, on peut, surtout quand il s'agit d'un homme, faire déshabiller complètement le malade ; on l'examine objectivement avec le plus grand soin ; puis, quand l'œil a prononcé, lorsqu'il peut le faire, on interroge le sujet. Pour notre part, nous aimons assez cette manière de procéder ; nous avons ainsi une entière liberté d'esprit en pratiquant l'examen physique, et il est relativement rare qu'un coup d'œil exercé ne donne pas immédiatement une impression juste de la nature de la maladie, de sa durée, de la médication qui a été suivie.

Toute autre doit être, d'après nous, la conduite du médecin envers le malade de la ville : celui-ci s'accommoderait presque toujours assez mal de la brutalité du docteur qui, dès son entrée dans le cabinet de consultation, lui intimerait l'ordre de se dévêtir de la tête aux pieds. Il faut d'abord faire connaissance avec lui, et lui poser quelques questions afin de laisser s'établir, entre lui et vous, une sorte d'équilibre.

Nous conseillons donc, après que le client aura dit quelques mots sur le motif qui l'amène, de l'interroger, et de le faire d'une façon toute méthodique, afin de n'oublier aucun point important. La meilleure marche à suivre est celle des bonnes observations d'hôpital.

1.Interrogatoire.—On s'enquerra,en premier lieu, des commémoratifs,des antécédents hérédi-taires et personnels, tant au point de vue cutané pur, qu'au point de vue général. On relèvera, avec le plus grand soin, l'histoire des attaques

antérieures de l'affection actuelle, s'il y en a eu :
c'est là un point capital au point de vue du pronostic. On précisera la date exacte du début, car
la durée de la dermatose indique parfois quelle
est sa véritable nature, ainsi que cela arrive si
souvent pour les lésions lupiques, que la lenteur
de leur marche distingue nettement des lésions
syphilitiques.

Le mode de début, d'extension, d'évolution de
la dermatose, les phases successives qu'elle a par-
courues, doivent être soigneusementre cherchés.

On s'occupera aussi des phénomènes subjectifs
perçus par le malade (prurit, cuissons, brûlu-
res, douleurs, etc.), de leur nature, de leur intensité, du moment de leur apparition ou de
leurs maxima.

Enfin, on lui demandera quelle est, d'après
lui, la cause de l'affection qu'il présente ; mais, il
est bien rare que ce dernier renseignement ait
quelque valeur.

On tâchera de reconstituer toutes les médications antérieures qui ont été faites, car malheureusement les interventions thérapeutiques,
justifiées ou non, ont souvent pour effet de modifier la physionomie de la dermatose, et de rendre le diagnostic des plus difficiles, surtout si
l'on ignore qu'elles ont été appliquées.

Pendant cet interrogatoire, on aura pu déjà recueillir quelques indices précieux sur le caractère du malade, sur son impressionnabilité nerveuse, sur ses habitudes, et surtout sur ce qu'on peut lui demander au point de vue thérapeutique.

2. Examen objectif. — Puis, on procède à l'examen direct de la lésion. Pour cela, il est bon, quand il s'agit d'un homme, de le faire déshabiller complètement ; souvent, en effet, le malade n'a pas vu une plaque éruptive qui éclaire le médecin, et permet de poser le diagnostic d'une manière irréfutable. Il ne faut donc pas s'en rapporter aux dénégations du sujet, quand il affirme qu'il ne présente rien sur le reste du corps, et quand il se contente de montrer l'endroit où siège la lésion qui l'a le plus frappé. Quand il s'agit d'une femme, il faut également insister pour procéder à un examen complet : on y arrivera avec un peu de tact et de volonté, en examinant, l'une après l'autre, chaque partie du corps.

Pour prendre une idée exacte d'une lésion cutanée, il faut que la pièce dans laquelle on l'examine ait une température de 16 à 20° centigrades ; il faut surtout que l'on ait une bonne lumière ; la lumière du jour est indispensable, mais il faut de la lumière diffuse : exposées à la lumière directe du soleil, les affections cutanées se voient très mal. Il en est de même pour les lumières artificielles ; il est à peu près impossible à la lueur d'une bougie, ou d'une lampe même armée d'un réflecteur, d'apprécier les colorations des lésions cutanées, élément d'une importance capitale au point de vue du diagnostic. On doit peut-être faire une exception pour la lumière électrique ; mais, malgré les qualités incontestables de cet éclairage, il est certain qu'il vaut beaucoup mieux faire au moins le premier examen de ses malades en plein jour.

Quand on a mis la lésion à découvert et dans une lumière favorable, il faut d'abord la bien regarder : regarder ne rend pas suffisamment notre pensée ; il faut la *scruter*, pour ainsi dire, *du regard*. On tâchera de démêler la lésion initiale de l'affection, celle par laquelle elle a débuté ; c'est en effet la plus importante, celle qui permettra d'établir le diagnostic sur une base objective précise. Ce sera parfois assez difficile, car l'éruption peut être modifiée dans son aspect par des accumulations de croûtes, de topiques, par les traumatismes divers qu'elle a subis, en particulier par le grattage (voir *Liché-*

nification, t. V de cet ouvrage), par des applications de substances irritantes, par des inoculations accidentelles, etc.

Il faut donc tâcher de faire abstraction de tous ces éléments accessoires qui déroutent un observateur un peu inexpérimenté, et s'efforcer de distinguer, ainsi que nous le disions plus haut, quelle est l'éruption initiale.

Dans quelque cas, par contre, il est fort difficile de dire ce qu'est réellement un élément éruptif isolé, au début, et l'on ne peut porter de diagnostic précis que lorsque l'éruption a évolué et pris une certaine extension (Ex. : le pityriasis rosé de Gibert).

Pour apprécier toutes les qualités de l'éruption il ne suffit pas d'en étudier la forme, la coloration, la disposition, le mode de groupement, il est aussi nécessaire de la toucher, de la palper, de la saisir entre les doigts, de rechercher en un mot quelles modifications de sécheresse ou d'humidité, de souplesse, de consistance, d'épaisseur ont subi les téguments à son niveau ; il faut reconnaître si la lésion est superficielle ou si elle infiltre profondément le derme, si elle s'accompagne ou non de sécrétion, de suintement, de formation de croûtes, ou de desquamation, d'élévation locale de la température, de modifications

de la sensibilité. Souvent, on doit gratter la surface malade, enlever les croûtes ou les squames
qui la recouvrent, et voir quel est, au-dessous,
l'aspect du corps muqueux ou du derme mis à nu.

On appréciera la marche de l'éruption, son
mode d'extension, son siège ; et, en particulier,
on remarquera si elle est ou non symétrique.

Dans certains cas, il sera nécessaire de pratiquer un examen micrographique extemporané,
afin d'établir le diagnostic d'une manière irréfutable, comme cela arrive si fréquemment pour
certains cas douteux de trichophytie.

Il est un principe qui doit être présent à l'esprit
de tout médecin que l'on consulte pour une affection cutanée prurigineuse : il doit songer à
la possibilité de la présence d'un parasite, et
toujours le rechercher, surtout lorsque les lésions
siègent aux doigts, aux poignets, aux aisselles,
à la ceinture, aux seins et aux parties génitales
(gale), ou sur la partie supérieure des épaules
(poux). Ce point est d'une importance capitale,
et, pour n'y avoir pas songé, on commet trop
souvent des erreurs grossières de diagnostic dont
les conséquences sont désastreuses.

La *distribution* générale de l'éruption donne
aussi de précieux renseignements.

Une *éruption symétrique* ne doit pas, au premier abord, éveiller l'idée d'une dermatose d'origine externe. Il faut en excepter cependant : les éruptions de la gale et de la phthiriase, qui ont les localisations que nous avons mentionnées ci-dessus ; celles qui sont dues à des vêtements irritants et qui ont pour caractères distinctifs d'être limitées aux régions touchées par ces vêtements, et par conséquent couvertes ; celles qui sont dues à certains contacts irritants portant sur des régions symétriques comme les dermatoses professionnelles des boulangers, plâtriers, maçons, ébénistes, etc., qui siègent aux mains et aux avant-bras ; comme les éruptions dues aux agents atmosphériques qui s'observent sur les régions découvertes.

Une éruption limitée au front fera songer au contact irritant d'un chapeau, d'un voile, de faux cheveux ; limitée au cou, elle éveillera l'idée de traumatismes provenant d'un col trop étroit ; aux poignets, de manchettes ; aux lobules des oreilles, de boucles d'oreilles, etc.

En dehors de ces circonstances particulières et de quelques autres encore moins importantes qu'il serait trop long d'énumérer, une éruption symétrique est d'ordinaire symptomatique d'une affection d'origine interne.

Une éruption asymétrique est, au contraire,

presque toujours une éruption parasitaire (herpès circiné, lupus, etc.), ou bien une éruption artificielle de cause externe, par traumatisme direct.

Après avoir déterminé le nom de la maladie, sa marche, sa cause et ses origines, quand on peut les découvrir, tout n'est pas fini ; il reste un point capital à préciser, la nature du terrain sur lequel elle évolue, et pour cela il est nécessaire d'examiner à fond le sujet.

On doit rechercher quelles sont les qualités de sa peau, si elle est grasse ou sèche, si les glandes cutanées sécrètent un enduit séborrhéique plus ou moins épais, si au contraire les téguments sont secs, xérodermiques, icthyosiques, atteints de kératose pilaire ; s'ils sont jeunes, souples, de consistance normale, ou séniles et atrophiés, ou épaissis et comme empâtés.

S'il s'agit d'une femme, il faut savoir comment s'accomplissent ses fonctions utérines, si les règles sont régulières, abondantes, rares, si elle a des pertes dans l'intervalle des époques et de quelle nature, s'il y a une grossesse en voie d'évolution ou s'il y en a eu, s'il y a eu des avortements, si les périodes troublées de la puberté ou de la ménopause sont proches, s'il y a quelque affection de l'utérus ou des annexes, etc.

On examinera les organes génito-urinaires, le cœur, les poumons, la bouche, tout le tube digestif et ses annexes, les reins, le système nerveux dans tous ses détails, le système lymphatique, la constitution générale du sujet, ses habitudes, sa manière de vivre, son hygiène alimentaire, cutanée, générale, etc., en un mot, ses prédispositions morbides, sa vulnérabilité.

Ce n'est que lorsqu'on a tous ces éléments que l'on peut sainement discerner ce qu'il convient de faire, et formuler un diagnostic, un pronostic et un traitement.

VI

TRAITEMENT GÉNÉRAL

On a autrefois beaucoup discuté pour savoir
s'il fallait, dans les dermatoses, instituer un traitement interne ou bien seulement une médication
locale purement topique. Les détails dans lesquels nous venons d'entrer montrent que toute
discussion à cet égard doit maintenant être considérée comme superflue.

Il est des affections purement locales, traumatiques ou parasitaires, sans retentissement
sur l'état général, pour lesquelles un traitement
local (suppression de la cause, pansement de la
lésion, hygiène cutanée) est suffisant. Il est des
affections d'origine interne (fièvres éruptives)
pour lesquelles toute médication locale est le
plus souvent inutile. Il en est enfin d'autres, de
beaucoup les plus nombreuses et les plus importantes, qui réclament les deux ordres de
soins, un pansement, souvent même un topique
énergique capable de combattre les parasites cuta-

nés qui entretiennent l'éruption, et un traitement général qui modifie le terrain sur lequel évolue la dermatose. Nous aurons donc à examiner successivement : les règles qui doivent diriger le praticien dans le traitement interne, puis dans le traitement externe des dermatoses ; mais auparavant, nous devons dire quelques mots de l'hygiène de la peau.

I. HYGIÈNE DE LA PEAU

Un des plus importants préceptes de l'hygiène est de veiller au bon fonctionnement de la peau et de l'entretenir en parfait état de propreté. On prévient, en effet, ainsi un grand nombre de dermatoses qui ne se développent que chez des personnes peu soigneuses de leur corps, et l'on favorise les fonctions de sécrétion, d'excrétion et de perspiration des téguments dont l'intégrité est nécessaire à la santé.

1. Lotions et bains. — Il faut donc débarrasser la peau de tous les corps étrangers qui s'accumulent sans cesse à sa surface, et qui proviennent des sécrétions des glandes cutanées et sudoripares, de la desquamation de l'épiderme, des poussières, des crasses parasitaires, etc. Pour cela, on lotionnera soigneusement, une ou deux fois par jour, toutes les parties découvertes (visage, cou, mains surtout), les pieds et les régions ano-génitales. Une ou deux fois par semaine, on prendra un bain général.

Il est préférable de se servir, pour faire ses ablutions, d'eau que l'on a fait bouillir ou d'eau de pluie : chaude elle nettoie mieux, froide elle raffermit les chairs et expose moins aux gerçures pendant l'hiver.

Pour faciliter le nettoyage, on peut se servir de savons ; il vaut mieux, pour les soins quotidiens de la toilette, employer les savons renfermant un excès de graisse d'Unna de Hambourg. En effet, le grand inconvénient des savons est d'enlever tout l'enduit graisseux naturel qui existe à la surface des téguments. Si la peau, après le nettoyage, donne une sensation marquée de tension et de sécheresse, il faut ne faire qu'un usage modéré de savon et s'enduire, après le nettoyage, d'un corps gras quelconque : on emploie d'ordinaire le coldcream frais ou la glycérine neutre de Price, pure ou coupée d'eau de roses ou d'eau de fleurs d'oranger.

La technique de ces soins varie suivant que la peau est sèche, xérodermique, ou grasse et huileuse. Dans le premier cas, on se sert, pour la toilette, d'eau que l'on a fait bouillir avec de la laitue et que l'on a additionnée de glycérine, dans le second cas, d'eau de son dans laquelle on ajoute un peu de borate et de bicarbonate de soude.

Comme bain hygiénique ordinaire, nous recommandons le bain tiède savonneux qui doit se prendre à une température variant, suivant les sujets, de 28 à 33°, car ils ne doivent le trouver ni chaud ni froid ; ils y séjournent de 20 à 30 minutes.

Certaines peaux irritables réclament des bains d'eau bouillie, des bains de son, d'amidon, de gélatine (de 500 à 1000 grammes par bain), de glycérine (500 grammes par bain) : ces derniers conviennent aux peaux xérodermiques. Les peaux graisseuses ou séborrhéiques veulent, au contraire, des bains alcalins, renfermant soit de 50 à 250 grammes de carbonate de soude, soit de 50 à 100 grammes de borate de soude, des bains de Pennès. Les peaux acnéiques et séborrhéiques sont avantageusement modifiées par les bains sulfureux. Les bains de tilleul conviennent aux névropathes.

Les bains de vapeur et les étuves sèches ne peuvent être recommandés d'une manière générale.

2. Frictions et massage. — A côté des lotions et des bains, nous devons mentionner les frictions et le massage.

Les frictions quotidiennes ou biquotidiennes, faites sur toute la surface des téguments avec un gant de crin, ou mieux avec un tampon de flanelle sec ou imbibé d'une préparation alcoolique quelconque, ne sauraient être trop recommandées chez les sujets lymphatiques, anémiques, à circulation imparfaite, chez les arthritiques, les diabétiques, etc. Il en est de même du massage, dont l'usage tend d'ailleurs de plus en plus à se généraliser.

Pour compléter ce que nous venons de dire à propos de l'hygiène cutanée, nous devrions maintenant traiter du régime alimentaire qui joue un rôle capital dans la production de certaines dermatoses, mais ce sujet sera mieux à sa place dans le chapitre suivant.

II. TRAITEMENT INTERNE DES DERMATOSES

Avant d'entrer dans le cœur même du sujet, il est utile de faire remarquer combien tous les traitements internes des empiriques à la mode sont dénués de logique; ils s'appliquent en effet,

suivant une formule invariable, à tous les organismes, sans tenir aucun compte de la complexité
du problème. Mais, d'autre part, il convient
de reconnaître qu'ils reposent presque tous sur
un principe exact, celui de favoriser les éliminations ; aussi le public les désigne-t-il sous le
nom générique de dépuratifs, et dans son bon
sens instinctif leur accorde-t-il beaucoup de
faveur.

Nous ne rougissons pas d'avouer que nous ne
traitons pas ces « dépuratifs », si honnis à l'heure
actuelle, avec le même mépris que la plupart des
médecins étrangers. Comme on le verra plus
loin, nous croyons que, dans beaucoup d'affections
cutanées, il faut s'efforcer d'éliminer les produits
de désassimilation imparfaite et les toxines qui
empoisonnent l'organisme. Nous allons même
encore beaucoup plus loin dans cette voie, et,
d'après plusieurs faits que nous avons observés,
nous en arrivons à nous demander si les anciens
médecins avaient réellement tort lorsqu'ils ap-
pliquaient des cautères ou des vésica'oires per-
manents dans certaines maladies de peau chroniques, autant pour faciliter la guérison de la
dermatose que pour combattre les complications
viscérales que sa disparition peut provoquer.

Mais nous ne pouvons dans un ouvrage aussi

élémentaire soulever à nouveau des questions
qui semblent jugées depuis longtemps, et si dé-
finitivement résolues que celui qui émet de
pareilles idées tombe en quelque sorte sous le
mépris public. Nous nous contentons d'indiquer
ces tendances nouvelles, car elles nous paraissent conformes aux théories étiologiques que
nous avons exposées plus haut.

Le traitement interne des dermatoses ne peut
pas être unique : il varie avec chaque sujet. Il
consiste essentiellement à *favoriser le bon fonctionnement de tous les organes, et à modifier le
terrain.*

Pour faire une prescription complète et réellement efficace, à un malade atteint d'une affection cutanée, il faut donc, comme nous l'avons
dit à propos du diagnostic, l'examiner à fond et préciser tous les points faibles de son organisme.

1. Régime alimentaire. — C'est, avant tout,
le tube digestif qui doit attirer l'attention : les
principales affections cutanées, les eczémas, les
névrodermites, les acnés, la couperose, les séborrhées, sont directement influencées par les désor-
dres de cet appareil, soit par voie réflexe, soit
par suite d'une assimilation imparfaite, soit par
ingestion de substances nuisibles.

Nous touchons ici à une question des plus
importantes, celle du *régime alimentaire*.
Nous avons vu plus haut (p. 34 et suiv.),
que les aliments peuvent agir sur la peau de
plusieurs manières, qu'ils exercent sur elle
tantôt une action immédiate, tantôt une action
à longue portée. Chez les sujets prédisposés à
subir l'une ou l'autre de ces influences, il faut
interdire l'aliment capable de la produire. Ici
encore la formule de l'indication thérapeutique
est simple ; mais l'application en est des plus
difficiles.

On sait, en effet, combien sont variables à cet
égard les prédispositions individuelles. Si le malade est intelligent, il pourra lui-même, avec
beaucoup plus de certitude que le médecin,
choisir ce qui lui convient ; malheureusement,
il ne faut guère compter sur lui, quand il s'agit
de supprimer un aliment nuisible que les pré-
jugés ou que ses goûts personnels ont introduit dans son alimentation.

On obtiendra encore assez facilement de lui
qu'il s'abstienne des mets qui exercent sur sa
peau une action immédiate, et qui produisent à
l'instant, ou dans les 24, ou dans les 48 heures
une éruption d'urticaire, d'érythème, d'acné.
Les principaux aliments qui peuvent avoir cet

effet, et dont les sujets à peaux irritables doivent s'abstenir, sont les poissons de mer, tels que les dorades, les sardines, les harengs, les maquereaux, les saumons, etc. ; les coquilles de mer, les huîtres et surtout les moules ; les crustacés, tels que les crevettes, les langoustes, les homards, les crabes, les écrevisses ; les viandes fumées et salées, les viandes faisandées, la charcuterie, les fromages salés et fermentés, qui donnent si souvent lieu à des éruptions d'acné ; le café et le thé qui peuvent augmenter ou entretenir le prurit ; les liqueurs, les alcools ; certains fruits acides, les fraises, les framboises, les noix, les amandes, les concombres, les truffes, le cresson, les choux, les choux-fleurs, etc. Certes, nous ne disons pas qu'il soit nécessaire d'interdire tous les aliments que nous venons d'énumérer à tout sujet qui sera un peu prédisposé aux éruptions prurigineuses, sous peine de voir apparaître des poussées. Il est, en effet, des personnes pour lesquelles une ou quelques-unes seulement de ces substances sont nuisibles : chacun doit faire avec soin l'étude de ses idiosyncrasies. Il est d'ailleurs possible que les aliments n'agissent pas par leur absorption, mais par voie réflexe, par l'intermédiaire d'une irritation gastro-intestinale ; et que, dans ce cas, la façon dont ils

ont été accommodés entre en ligne de compte.
Certaines personnes ne supportent pas la graisse ;
d'autres, le beurre, surtout lorsqu'il est rance ;
d'autres, l'huile ; quelques-unes sont incommodées
par les viandes peu cuites, d'autres, par les sauces
trop épicées, d'autres, par l'eau ordinaire,
d'autres, par les eaux gazeuses, etc.

Il est bien plus difficile d'obtenir des malades
qu'ils s'abstiennent d'aliments qui ne peuvent
devenir nuisibles qu'à la longue, et cependant
ce sont ces intoxications chroniques qui sont de
beaucoup le plus à redouter. Nous avons vu, en
effet, en parlant de l'étiologie, que certaines éruptions se relient nettement à l'arthritisme ; d'autre
part, on sait qu'un mauvais régime alimentaire
peut, après un certain laps de temps, arriver à
provoquer le développement de la goutte chez
un sujet prédisposé. Il s'ensuit tout naturellement que les arthritiques eczémateux doivent, pour prévenir des poussées éruptives,
suivre un régime alimentaire anti-arthritique
de la plus grande sévérité et par suite s'abstenir surtout de café, de liqueurs, de vin
pur, de boissons alcoolisées, de viandes noi-
res, d'oseille, de tomates ; leur alimentation ne
doit pas être trop fortement azotée : le lait, les
viandes blanches en quantité modérée, les légu-

mes verts cuits, les fruits cuits sont les substances qui leur conviennent le mieux.

Les sujets névropathes, atteints d'une dermatose d'origine nerveuse, doivent s'abstenir de café, de thé, d'alcool ; les diabétiques, les albuminuriques, etc., doivent suivre le régime alimentaire qui leur convient.

Des conditions accessoires ou des conditions de milieu peuvent changer les effets du régime. C'est ainsi que certaines personnes peuvent prendre sans inconvénients une nourriture fort substantielle et des aliments d'épargne comme le vin, l'alcool, les liqueurs, le café, etc., lorsqu'elles séjournent à la campagne et surtout lorsqu'elles font de l'exercice au grand air, alors que les mêmes substances provoquent chez elles des accidents immédiats, lorsqu'elles mènent une vie sédentaire à la ville. Rien n'est plus logique d'ailleurs, puisque dans le premier cas elles brûlent et dépensent beaucoup, tandis que, dans le second, elles prennent beaucoup plus qu'elles ne consomment : il en résulte que, dans les villes, il faut engager les malades, ayant de la tendance à devenir arthritiques (voir plus haut p. 34 et suiv.), à boire surtout de l'eau et du lait et à se nourrir surtout de légumes.

Il est assez fréquent de voir, sur le bord de la

mer, des personnes manger sans le moindre inconvénient des poissons et des crustacés, et ne
pouvoir les supporter quand elles sont dans l'intérieur des terres. On peut expliquer cette apparente anomalie par des considérations analogues
aux précédentes ; mais, de plus, il faut faire intervenir ici ce fait d'observation que la chair des
animaux marins se décompose avec une grande
rapidité. Quelques heures après qu'ils ont été
retirés de l'eau, ils ont déjà donné naissance à
des produits toxiques qui agissent sur les téguments.

Quand on fait cuire les crustacés et les poissons dès qu'ils ont été pêchés, et quand on les
consomme immédiatement sur place, il est certain qu'on les supporte mieux que lorsqu'ils ont
subi un transport.

**2. Traitement des altérations des divers
appareils de l'économie.** — Après avoir réglé la
question du régime alimentaire au point de vue de
l'état général, il faudra le faire aussi au point de
vue de l'état du tube digestif. Il est nécessaire que
l'estomac et l'intestin fonctionnent d'une manière normale et régulière. S'il y a de la dyspep-
sie, de la dilatation stomacale, de l'atonie et de
la dilatation intestinale, de la constipation, on

instituera un traitement approprié. Le massage
réussit, dans certain cas, alors que tous les autres
moyens ont échoué. D'autre part, on sait toute
l'importance que les anciens auteurs attachaient
aux laxatifs dans le traitement des affections
cutanées ; ces idées ne nous semblent pas erro-
nées.

Nous n'avons que peu de conseils à donner, au
point de vue des systèmes circulatoires et pulmonaires. Il est assez souvent nécessaire de tenir
un compte sérieux de leurs lésions, quand on a à
traiter certains troubles de vascularisation cutanée des extrémités, et surtout de la face.

Dans presque toutes les grandes dermatoses, il
faut s'assurer de l'intégrité du rein et examiner
les urines. Ce que nous avons dit plus haut de
la pathogénie de certaines éruptions par insuffi-
sance des excrétions, montre toute l'importance
de cette règle. Dans presque toutes les affections
cutanées d'origine interne, le premier soin du
médecin doit être de favoriser les éliminations.

Il est toute une catégorie d'éruptions qui sont
en relation directe avec des troubles des organes
génito-urinaires ; dans certains cas d'érythème,
d'herpès, d'acné et de séborrhée rebelles, il faut
examiner soigneusement ces organes, surtout
chez la femme, et les traiter s'il y a lieu. Il en

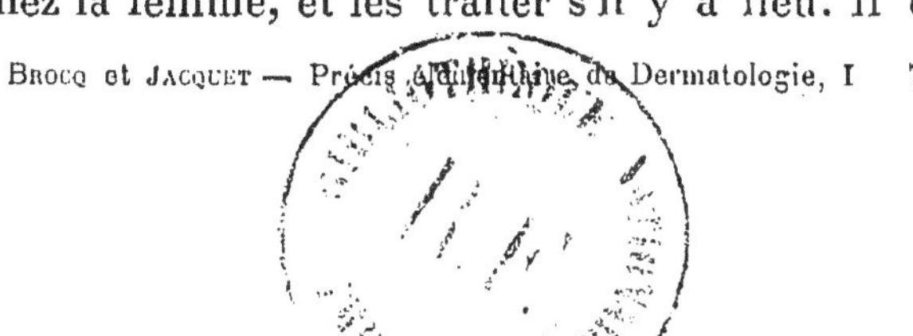

est de même des affections nasales qui entretiennent souvent certaines éruptions faciales, comme
l'acné, la couperose, l'œdème des paupières, etc.

Nous avons signalé, au chapitre de l'*Étiologie*,
la fréquence toujours croissante des dermatoses
d'origine nerveuse. Chez tous les sujets qui souf-
frent de démangeaisons d'une manière anormale
et dont le système nerveux est quelque peu dé-
séquilibré, il est indispensable d'instituer une
médication énergique. On leur recommandera,
lorsque c'est possible, de vivre à la campagne
d'une vie physique sans surmenage, d'éviter les
excès de toute nature, de rester dans le calme
moral le plus grand, d'abandonner les affaires
qui causent trop de préoccupations, et qui en-
traînent avec elles trop de responsabilités, de ne
plus se livrer à un travail cérébral trop absor-
bant. Parfois, ils se trouveront bien d'un long
voyage, à la fois agréable et peu fatigant, d'une
traversée par exemple à bord d'un excellent navire. Ces mesures d'hygiène sont de beaucoup
les meilleures que l'on puisse prendre ; malheureusement, il est rare qu'elles soient réalisables.

Les plus efficaces des moyens médicaux nous
paraissent être l'*électricité statique* sous forme
d'effluves électriques, et l'*hydrothérapie*. Dans
ces derniers temps, l'un de nous (Jacquet) a in-

troduit, avec le plus grand bonheur, la pratique
des douches chaudes dans le traitement du lichen
plan ; il a pu, par des douches de 1 à 8 minutes
de durée, données à la température de 36 à 38°,
modifier l'éruption, les démangeaisons et la ner-
vosité de ces malades. Avec plusieurs autres dermatologistes, nous avons étendu leur application
à tous les cas de nervosisme cutané, et nous en
avons retiré certains bénéfices.

Malheureusement, ces douches ne sont pas, en
pratique, d'une application facile, et, quand il
s'agit en particulier de malades habitant la pro-
vince ou peu fortunés, il est impossible d'y avoir
recours. Il nous a semblé que l'on pouvait alors
employer avec un certain succès, du moins dans
quelques cas, des lotions biquotidiennes faites
sur la colonne vertébrale, pendant 20 à 60 se-
condes chaque fois, avec une grosse éponge
imbibée d'eau à 36-38°, et que l'on retrempe
fréquemment dans l'eau maintenue à cette température, de façon à ne pas refroidir le sujet.

Parmi les médicaments internes qui peuvent réussir, nous citerons surtout la belladone sous la forme de teinture et à des doses
extrêmement faibles, les valérianates, le casto-
reum, l'assa fœtida que l'on administre souvent
en suppositoires, l'antipyrine, parfois le salicy-

late de soude, enfin les bromures divers, parmi
lesquels il semble que l'on doive préférer le bro-
mure de strontium. Nous croyons enfin que, dans
certains cas rebelles, il est indiqué d'appliquer
des révulsifs sur la colonne vertébrale.

3. Traitement de la constitution générale.
— Ce traitement si complexe de l'état nerveux
du sujet, se relie d'une manière tout intime au
traitement de sa constitution générale, dont on
doit s'occuper en même temps que, de celui des
diverses lésions organiques qu'il présente. Nous
n'avons pas d'ailleurs à entrer ici dans des
détails· minutieux à propos des médications
antistrumeuses, reconstituantes, toniques, dans
lesquelles l'huile de foie de morue, le sirop iodo-
tannique, le sirop antiscorbutique, les hypophosphites, le quinquina et le fer jouent le
principal rôle, ni à propos de la médication anti-
arthritique dans laquelle prédominent les diurétiques et les alcalins.

Nous ferons observer, à propos de ces traitements dits anti-diathésiques, qu'ils doivent être
continués avec la plus grande persévérance pendant des mois, et même pendant des années, sous
peine de ne produire aucun effet notable. Il faut
tâcher de combiner les moyens médicaux, et de

les formuler d'une manière précise, pour que le malade n'oublie pas et surtout ne se rebute pas.

C'est ainsi, par exemple, qu'aux sujets arthritiques goutteux nous prescrivons, comme médication interne, ce que nous appelons un jeu d'eaux minérales : prendre huit jours par mois, du 1ᵉʳ au 8, une heure avant chaque repas, à jeun, un grand verre d'eau de Vichy (source des Célestins) ; huit jours par mois, du 15 au 22, prendre de la même manière un verre d'eau de Contrexéville (Pavillon) ; boire au repas, soit de l'eau de Royat (Sᵗ-Mart), soit de l'eau de Vals (Sᵗ-Jean), soit de l'eau de Pougues (Sᵗ-Léger) et changer tous les mois.

Ou bien encore, s'ils ne veulent pas d'eaux minérales, nous leur prescrirons de prendre pendant une semaine par mois, du 1ᵉʳ au 8, au commencement de chaque repas, une des pilules suivantes (deux par jour) :

Chlorhydrate de quinine. . . .   10 centig
Extrait de colchique . . . . . ⎫
Poudre de feuilles de digitale. . ⎬ ââ 1 //
Excipient et glycérine . . q. s. pour *une* pilule
f. s. a. 20 pilules semblables

et, pendant deux semaines par mois, du 10 au 25,

de prendre, à chaque repas, deux des pilules suivantes (quatre par jour).

Benzoate de lithine. . . . . . . ⎫
Extrait de gentiane. . . . . . . ⎬ áá 8 centigr.
Excipient et glycérine . . q. s. pour *une* pilule
　f. s. a. 6o pilules semblables

Quand la constitution goutteuse est très marquée et quand le sujet supporte les iodures, on
peut tous les deux mois, avec grand avantage, lui
donner pendant 8 ou 15 jours l'iodure de so-
dium, aux doses quotidiennes de 1 à 3 grammes.

Il est bien entendu que si le sujet a eu la syphilis, il faut en tenir compte dans l'apprécia-
tion de ce qui lui convient comme médication.

Dans presque tous ces cas, il est d'ailleurs
indiqué de favoriser la diurèse, de telle sorte
que le régime lacté, soit pur, soit combiné avec
quelques médicaments dits diurétiques, constitue
la méthode thérapeutique à la fois la plus efficace et la plus inoffensive.

Or, il y a un grand nombre de médicaments
internes qu'il ne faut donner qu'avec beaucoup
de prudence dans les affections cutanées. Les
iodures et les bromures provoquent souvent des
éruptions et sont contre-indiqués toutes les fois
qu'il y a de la tendance à la production d'acné et

de folliculites ; les médicaments dits hypnotiques
ou sédatifs du système nerveux, chloral, antipyrine, morphine, salicylate de soude, etc., calment parfois les démangeaisons, mais parfois
aussi provoquent des poussées éruptives et exa-
gèrent le prurit. On ne sait jamais, quand on
prescrit une de ces substances, comment l'organisme va la tolérer.

Il faut également, pour le choix des remèdes
internes, tenir compte des qualités spéciales de la
peau du malade. Si les téguments sont secs, xérodermiques, il est indiqué d'activer les fonctions cutanées et de pousser à la transpiration ;
dans le cas contraire, lorsqu'ils sont gras, hui-
leux, séborrhéiques, il faut s'efforcer de faire
fonctionner les reins et les intestins.

4. Médicaments dits spécifiques. — On a
cru longtemps qu'il y avait des médicaments
qui, pris à l'intérieur, agissaient directement et
d'une manière en quelque sorte élective sur les
affections cutanées. Nous allons voir que cette
opinion n'est pas dénuée de tout fondement,
mais elle cesse d'être vraie si on veut la généraliser à toutes les dermatoses. Nous sommes malheureusement loin de connaître un spécifique
pour chacune d'elles, spécifique dont l'action

à son égard soit comparable à celle du mercure et de l'iodure de potassium dans la syphilis. Cela se conçoit aisément, si l'on veut bien se reporter à ce que nous avons dit sur la complexité de l'étiologie des dermatoses.

L'*arsenic* est de tous les médicaments internes celui qui a joui de la plus grande réputation dans le traitement des affections cutanées. Il y a à peine quelques années, tout médecin qui était consulté pour une maladie de la peau, de quelque nature qu'elle fût, se croyait obligé de prescrire l'arsenic sous une quelconque de ses formes, et en particulier la liqueur de Fowler. Ces abus regrettables ont amené une réaction violente qui a commencé il y a environ quinze ans : certains dermatologistes ont rayé presque complètement cette substance de leur arsenal thérapeutique. C'est aller beaucoup trop loin ; l'arsenic a de précieuses propriétés qu'il faut savoir utiliser : il agit réellement sur la couche muqueuse de l'épiderme, et il est indiqué dans toutes les dermatoses squameuses, sèches, non inflammatoires. Il est surtout efficace dans le lichen ruber plan et dans la dermatite herpétiforme de Duhring, maladies dont il peut être considéré comme le spécifique, à la condition d'être administré à des doses énormes et suffisamment prolongées.

On peut le donner aussi dans certaines formes
d'acné, dans les éruptions bulleuses, prurigineuses, dans certaines variétés d'eczémas torpides ; mais il est contre-indiqué, dès qu'il se produit une poussée aiguë. La vieille réputation de
cette substance dans le traitement du psoriasis
est bien ébranlée en ce moment ; cependant,
nous l'avons vue parfois produire de bons effets ;
plus souvent, il faut le reconnaître, elle n'a que
peu ou point d'efficacité contre cette affection.

Les dermatologistes américains, qui se sont
beaucoup occupés de cette question de l'arsenic,
dans ces dernières années, donnent les conseils
suivants pour son administration. D'après eux,
il faut prendre l'acide arsénieux ou l'arséniate
de soude, à la fin des repas et non au commencement, à des doses de plus en plus fortes, en
commençant par des doses très minimes, et en
interrompant s'il se produit le moindre phéno-
mène d'intoxication (exanthème, coryza, rougeur des yeux et des paupières, maux d'estomac,
diarrhée, etc.). En France, on prescrit d'ordinaire, soit la liqueur de Fowler à des doses
variant de deux à dix et quinze gouttes par jour,
soit l'arséniate de soude, en granules d'un milli-
gramme chaque ou en solution, de manière à en
donner de deux à dix et jusqu'à vingt milli-

grammes par jour. S'il s'agit d'un scrofuleux
on peut lui donner la mixture ferro-arsenicale
de Wilson dont voici la formule :

Vin ferrugineux . . . . 45 grammes
Sirop simple. . . . . ⎱ āā 8 //
Liqueur de Pearson . . . . . ⎰
Eau distillée . . . . 5o //

m. s. a. (une à deux cuillerées à café à la fin du
repas).

A côté de l'arsenic, nous n'avons guère à citer
comme médicaments dit spécifiques que l'*huile
de Chaulmoogra* réellement excellente dans la
lèpre tuberculeuse, le hoang-nan, le baume de
gurjum, etc., qui ont également été préconisés
contre la même affection, mais avec beaucoup
moins de raisons que la première de ces substances.

Il faut connaître cependant quelques produits
qui ont été vantés, dans ces derniers temps,
comme étant très efficaces dans certaines dermatoses.

L'*iode* et *ses diverses préparations* ont été
recommandés à juste titre dans le lupus vulgaris,
qui n'est autre chose qu'une forme de tuberculose cutanée ; la *créosote* a été donnée dans la
même affection.

L'*iodure de potassium* est regardé par M. Villemin comme héroïque dans l'érythème polymorphe ; on pourra l'administrer avec avantage dans les formes papuleuses sèches et surtout noueuses de cette maladie, mais il est formellement contre-indiqué dans les formes humides.

Le *soufre* a été beaucoup trop négligé dans ces derniers temps : il faudrait reprendre sur de nouvelles bases l'étude de ses effets sur les dermatoses, lorsqu'on le donne à l'intérieur ; le sulfure de calcium semble agir heureusement dans certains cas d'acné.

A côté de lui, nous citerons l'*ichthyol* que Unna a introduit dans la thérapeutique cutanée et dont il vante les bons effets contre la lèpre, l'urticaire, certaines acnés, etc. On le donne en potion ou en capsules de 25 centigrammes chaque, à des doses qui varient de 5o centigrammes à 2 et 3 grammes par jour.

Le *phosphore*, à de très faibles doses, a été recommandé chez les personnes nerveuses, affaiblies, atteintes de psoriasis, de lupus, d'eczémas, etc.

On a, dans certaines préparations de *phosphates*, de *glycirophosphates* et d'*hypophosphites*, d'excellents toniques pour les sujets atteints de dermatoses.

Les *balsamiques* divers, goudron, térében-

thine, copahu, cubèbe, etc., ont été recommandés dans le psoriasis et dans certains eczémas.

Dans ces derniers temps, on a beaucoup
préconisé l'*acide phénique* contre le prurit, à des
doses quotidiennes variant de 40 centigrammes
à 1 gramme, en pilules de 10 centigrammes.

Il est toute une classe de médicaments dont
nous étudions, depuis plusieurs années déjà, les
effets sur les téguments et qui nous paraissent ap-
pelés à un grand avenir ; ce sont ceux qui agissent sur les sécrétions et sur les capillaires cutanés, soit pour les resserrer, soit pour les dilater.

Au premier rang, nous plaçons la *quinine*, dont
on ne sait pas suffisamment se servir dans les
dermatoses aiguës et qui rend d'inappréciables services dans toutes les fluxions cutanées brusques
et intenses d'origine nerveuse ou arthritique.

La quinine à hautes doses agit très bien
dans les urticaires aiguës ; à doses plus faibles,
fractionnées et prolongées, elle modifie les urticaires chroniques. Elle est également efficace
dans toutes les dermatoses qui présentent un
élément urticarien dans leur évolution et dans
leurs allures. Elle abrège et modère les poussées
érysipélatoïdes d'eczéma goutteux ; elle agit de
même dans presque tous les érythèmes à type dit
érythème polymorphe. Elle est efficace dans cer-

tains cas d'asphyxie locale et de gangrène symétrique des extrémités.

Enfin, elle intervient comme médicament antigoutteux dans les dermatoses goutteuses chroniques, pourvu qu'on la donne, dans ce cas, à petites doses, par périodes de huit ou dix jours séparées par de longs intervalles de repos (voir plus haut). Quand on la prescrit au contraire dans les grandes dermatoses aiguës, il nous a semblé préférable de l'administrer à des doses variant de 4o à 7o centigrammes par jour en deux fois, pendant 2 ou 3 jours de suite, puis d'en suspendre l'emploi pendant le même laps de temps, pour le reprendre ensuite. L'usage trop longtemps prolongé, sans arrêt, nous a paru parfois déterminer de nouvelles poussées. Il faut d'ailleurs, pour cette substance comme pour tous les médicaments, se défier des susceptibilités individuelles : on sait que certaines personnes ne peuvent pas prendre de quinine, sans voir se développer des exanthèmes.

A côté de la quinine, comme médicament vaso-constricteur, nous citerons : l'*ergotine* et surtout l'ergot de seigle fraîchement pulvérisé que nous associons souvent à la quinine dans le traitement de l'urticaire et des dermatoses à type congestif ; la *digitale*, l'*aconit*, etc., toutes substances dont les effets thérapeutiques sur les téguments ne sont pas assez connus, et qu'il est nécessaire d'étudier méthodiquement.

Nous émettrons les mêmes regrets et les mêmes desiderata pour une foule d'autres médicaments précieux, tels que l'*antimoine*, l'*ipéca*, le *jaborandi* et son alcaloïde la *pilocarpine*, l'*hamamelis virginica*, la *belladone*, etc., toutes substances dont l'introduction dans la thérapeutique cutanée nous paraît urgente et sur lesquelles on n'a malheureusement fait encore que des expériences incomplètes et, pour la plupart, sans valeur.

C'est ainsi, par exemple, que la dernière de celles que nous venons d'énumérer, la belladone, donne parfois des résultats étonnants dans les affections prurigineuses de la peau, quand on l'emploie sous forme de teinture et à très petites doses ; elle réussit aussi fort souvent dans l'urticaire ; parfois, au contraire, elle semble tout à fait inerte ou même nuisible.

5. Régime lacté. — En terminant cette longue énumération des médicaments internes que l'on emploie dans les affections cutanées, je dois appeler de nouveau l'attention sur le régime lacté exclusif qui constitue, à notre sens, le traitement de beaucoup le plus efficace dans la plupart des grandes dermatoses généralisées d'origine nerveuse ou arthritique.

6. Soins hygiéniques. — Dans beaucoup de cas, le traitement interne doit comprendre des mesures dites d'ordre hygiénique. C'est ainsi qu'il est nécessaire, dans les eczémas goutteux, de faire faire aux malades de l'exercice au grand air. Parfois, il faut les faire changer de climat, comme dans certains eczémas, dans la lèpre, dans les urticaires chroniques, dans la furonculose, etc.

III. TRAITEMENT EXTERNE DES DERMATOSES

Autrefois complètement négligé, le traitement externe des dermatoses a pris, depuis quelques années, une importance capitale. Si l'on se reporte à ce que nous avons dit de l'étiologie, on voit que s'il est des éruptions d'origine purement interne, il en est beaucoup dans lesquelles le parasitisme joue un rôle prépondérant ; d'autre part, il est certain que les traumatismes, les inoculations accidentelles, la pullulation des parasites vulgaires sur une peau malade peuvent, même lorsqu'il s'agit d'une éruption d'origine interne, com-

pliquer la scène morbide et augmenter la durée
de l'affection, ce qui ne se produira que dans de
bien moindres proportions, si l'on fait des pansements soigneux et appropriés. L'expérience
montre, de la manière la plus nette, que la médication locale est presque toujours efficace, qu'à elle
seule elle guérit beaucoup de dermatoses. Le médecin doit donc la connaître dans tous ses détails.

Nous avons deux principaux points à étudier :
1° le mode d'application des divers topiques ;
2° ces topiques eux-mêmes.

I. MODES DIVERS D'APPLICATION DES TOPIQUES SUR LES TÉGUMENTS

1. Bains médicamenteux. — En dermatologie, on ne se sert guère que des bains liquides,
dont la masse est composée d'eau pure ou d'eau
minérale : on y ajoute diverses substances qui les
rendent médicamenteux. Les effets du bain varient
suivant sa durée, sa température et sa composition.

Durée. — La plupart des bains que l'on prescrit
dans les affections de la peau ne doivent avoir
qu'une durée assez courte, de 15 à 20 minutes
environ. Ce n'est que pour certaines maladies

bien spéciales, comme pour le psoriasis par exemple, que l'on prend des bains prolongés de plusieurs heures, et répétés chaque jour ; ces bains constituent le mode de traitement régulier dans certaines stations d'eaux minérales, à Louèche en particulier. Dans certaines grandes dermatoses, comme le pityriasis rubra, les herpétides malignes exfoliatives, les pemphigus foliacés, les dermatites herpétiformes, etc., on se trouve assez bien de donner des *bains continus*, dans lesquels les malades restent constamment, pendant des semaines et même pendant des mois. Il faut alors une installation spéciale, un peu coûteuse d'ailleurs, pour que le sujet soit couché dans le bain sur un lit mobile que l'on peut élever et abaisser à volonté.

Température. — La température de l'eau doit être celle qui convient au malade ; elle variera donc suivant des circonstances fort diverses qu'il serait trop long de préciser. Pour la plupart des bains que l'on donne dans les affections cutanées, la température doit, en effet, être telle que le malade n'éprouve en entrant dans le bain aucune sensation ni de froid, ni de chaud ; ils doivent donc être tièdes, de 32 à 34°. Des bains trop chauds peuvent déterminer des poussées nouvelles de la dermatose, quand elle est susceptible d'en présenter : cette complication se produit souvent dans les eczémas.

Composition. — L'effet d'un bain varie suivant la nature de l'eau qui le constitue, suivant que c'est de l'eau bouillie, de l'eau de pluie, de l'eau de source, de rivière, etc. Mais, en pratique, il est bien difficile de tenir compte de ce détail.

Une *première grande catégorie* de bains médicamenteux comprend ce que l'on est convenu de désigner sous le nom de *bains émollients* : ce sont les bains de son, d'amidon, de gélatine, de glycérine, de tilleul, de camomille, etc. On les utilise dans quelques affections cutanées inflammatoires et prurigineuses. Les bains d'amidon, additionnés d'un litre de vinaigre par bain, sont réellement bons contre le prurit.

Dans une *deuxième grande catégorie*, nous rangeons les bains qui renferment des substances actives pouvant irriter les téguments, mais pouvant aussi agir d'une manière efficace sur les dermatoses. Il ne faut les prescrire qu'à bon escient : ce sont les *bains alcalins* qui sont très bons dans les psoriasis, les séborrhées et les eczémas séborrhéiques, chez les personnes qui ont la peau graisseuse ; les *bains sulfureux*, que l'on emploie fréquemment dans le psoriasis et dans les acnés ; les *bains salés* qui réussissent dans beaucoup de cas de prurigo de Hebra ; les *bains de sublimé* qui rendent de réels services dans les affections parasitaires ; les *bains de goudron* qui commencent à peine à entrer dans la pratique et qui semblent donner des résultats dans les psoriasis et les eczémas séborrhéiques ; enfin, les *bains d'eaux minérales naturelles* que nous employons beaucoup dans les dermatoses rebelles et qui doivent leur action non seulement à leur minéralisation, mais aussi à des végétaux d'ordre inférieur qu'ils renferment, glairine, barégine, sulfurine, diatomées, et à une inconnue qui nous échappe encore.

2. Enveloppement. — Tout à côté des bains, comme moyen d'application des médicaments, nous devons signaler l'*enveloppement*, qui consiste à recouvrir une région malade d'un tissu ou d'un enduit médicamenteux. Par abus de langage, on désigne d'ordinaire sous ce nom l'application, sur une région, d'un tissu imperméable : on obtient ainsi une sorte de bain local.

Le type de l'enveloppement est réalisé par l'application de feuilles de caoutchouc vulcanisé ou de toile caoutchoutée. On a au moins deux feuilles de caoutchouc : quand on en enlève une, après l'avoir laissée appliquée pendant un temps qui

varie suivant les cas et suivant les sujets (voir
la pratique de M. le Dr Tenneson), il faut nettoyer
la partie malade avec beaucoup de soin, laver la
plaque qui vient de servir et la faire sécher.
Pour éviter la mauvaise odeur qui se dégage
de ce pansement, ou pour le rendre moins irritant, car il l'est parfois beaucoup, il est avantageux d'appliquer d'abord sur les téguments, des
morceaux de tarlatane pliés en plusieurs doubles,
et imbibés d'eau que l'on a fait bouillir avec du
sureau, de la camomille, de la feuille de noyer,
et un peu d'acide borique ; c'est par-dessus cette
tarlatane que l'on met le caoutchouc ou un tissu
imperméable quelconque, baudruche Hamilton,
gutta-percha laminée, taffetas gommé, etc.

3. Lotions. — Les lotions consistent en des
lavages pratiqués sur une partie du corps, ou sur
le corps tout entier, dans un but d'hygiène ou de
thérapeutique. Les lotions médicamenteuses sont
fréquemment employées pour déterger les surfaces malades, et pour les modifier. Il ne faut
jamais se servir d'éponge pour les faire, à moins
d'avoir chaque fois des éponges neuves : il vaut
mieux prendre un linge en toile fine et usée, ou
bien encore un tampon d'ouate hydrophile que
l'on change à chaque lotion. Pour peu que les par-

ties malades soient enflammées, il ne faut pas frotter en faisant la lotion, il faut appliquer légèrement sur les téguments le linge ou l'ouate imbibés du liquide que l'on emploie, et le faire à plusieurs reprises, doucement, de manière à ne pas irriter les points sur lesquels on agit. Quand on a fini, on sèche avec un linge fin et usé que l'on pose avec précautions sur la partie malade, mais, pour cela encore, il ne faut pas frotter.

Tous ces conseils ne s'appliquent évidemment pas aux dermatoses peu irritables.

Quand il ne s'agit que de nettoyer et de déterger des éruptions recouvertes de croûtes et de squames, les lotions sont composées d'eau bouillie que l'on rend légèrement antiseptique, en y ajoutant de faibles doses d'acide borique ou d'acide phénique.

Lorsqu'elles sont destinées à calmer l'inflammation des téguments, on les fait avec de l'eau de sureau, de guimauve, de son, de graine de lin, de têtes de pavots, de têtes de camomille, etc. Elles prennent alors le nom de lotions émollientes ou antiphlogistiques, le liquide doit être à peine tiède, à la température du corps.

Lorsqu'elles doivent calmer le prurit, on les emploie au contraire aussi chaudes que possible, ou bien très froides, et on leur ajoute soit du vinaigre, soit de l'acide phénique, soit du bichlorure de mercure, soit du cyanure de potassium, etc.

Enfin, les lotions peuvent avoir aussi un but nettement curatif ; telles sont, par exemple, les lotions du bichlorure de mercure dans la phtiriase, les lotions sulfureuses, sulfuro-iodées dans la gale, etc. Dans ces cas, il faut proportionner à l'irritation des téguments la dose de médicament actif incorporé au liquide, et l'énergie avec laquelle on l'applique sur les surfaces atteintes.

4. Pulvérisations. — Par la pulvérisation on fait agir, sur les parties malades, des liquides divisés en parcelles extrêmement fines, ce que l'on obtient avec l'instrument connu de tous sous le nom de pulvérisateur. Comme les lotions, les pulvérisations servent très souvent à déterger ; parfois aussi elles agissent d'une manière active, comme le font, par exemple, les pulvérisations d'eau sulfureuse dans l'acné et la séborrhée.

La pulvérisation est un excellent moyen d'action, que l'on n'utilise pas assez dans la pratique journalière, et qui rend de grands services dans les affections chroniques du visage.

5. Savons. — Depuis quelque temps, on a eu l'idée d'incorporer dans des savons la plupart des médicaments dont on se sert pour les maladies cutanées, afin d'agir ainsi d'une manière plus efficace dans les dermatoses rebelles. Unna a fait préparer, comme masse savonneuse servant d'excipient, ce qu'il appelle son *savon fondamental avec excès de graisse* et qui est composé de ;

Excellent suif de bœuf. . .	16	parties
Huile d'olive	2	//
Lessive de soude à 38° Baumé.	6	//
Lessive de potasse	3	//

Ce savon est parfaitement pur et neutre, d'un blanc jaunâtre, il donne à la peau une agréable sensation de souplesse ; il doit être employé pour les enfants et dans toutes les dermatoses où le savon ordinaire est défendu.

Unna y incorpore 1 partie de sulfo-ichthyolate de soude pour 9 parties de savon fondamental : il obtient ainsi un savon à l'ichthyol, précieux contre l'acné et les folliculites. Il prépare de même un savon contenant 2 parties d'acide salicylique pour 95 d'excipient (dermatoses parasitaires, eczémas rebelles, lichens, acné, etc.) ; un savon au goudron, etc.

En France, il existe de nombreuses fabriques de savons médicamenteux de toutes sortes renfermant du goudron, du borate de soude, de l'acide borique, du naphtol, de l'ichthyol, du soufre, de l'acide salicylique, du sublimé, etc. Il faut se servir avec quelques précautions de ces produits, car ils sont parfois un peu irritants.

6. Cataplasmes. — Dans les dermatoses très inflammatoires, le cataplasme constitue un excellent topique ; mais, il doit pour cela présenter certaines qualités. Il doit être plus ou moins dur suivant les indications, presque toujours de 7 à 15 millimètres d'épaisseur, ni chaud, ni froid, à la température du corps, ou bien complètement froid. Il faut l'enlever lorsqu'il s'est échauffé au contact des téguments ; les malades peuvent alors éprouver des sensations vives de brûlure ; dans ce cas, il faut, sous peine de voir les accidents inflammatoires augmenter, enlever immédiatement le cataplasme et le remplacer par un autre. Il est bon de faire bouillir, au préalable, l'eau avec laquelle on le confectionne, et d'y ajouter un peu d'acide borique. Il faut également faire tremper, dans de l'eau chaude, la tarlatane dont on se sert pour le fabriquer, afin d'en enlever l'apprêt qui serait irritant.

Le cataplasme de *farine de graine de lin* est
le plus connu : il a l'inconvénient de fermenter
vite, et de devenir dès lors très irritant pour la
peau ; aussi, a-t-on préparé des farines de graine
de lin spéciales, qui subissent cette transformation avec beaucoup moins de facilité.

Le meilleur cataplasme pour les dermatoses
est celui d'*amidon* ou de *fécule*. Il doit être
souple, flexible, presque transparent, et, quand
il est froid, il doit avoir la consistance du
caoutchouc.

On prépare maintenant des cataplasmes de
fécule tout faits, sous la forme de larges bandes ;
pour s'en servir, on taille dans la pièce un mor-
ceau de la grandeur voulue, on le trempe dans
un peu d'eau bouillante, on le retire et on laisse
refroidir.

7. Poudres. — Les poudres sont des topiques
pulvérulents secs, réduits en particules aussi
petites que possible. Elles agissent surtout
comme corps isolants et comme substances ab-
sorbantes ; elles peuvent aussi renfermer des
médicaments actifs.

Elles se divisent en deux groupes principaux
d'après leur origine :

1° Les *poudres végétales* qui gonflent à l'hu-

midité et qui fermentent, mais qui sont fort
douces à la peau ; aussi faut-il les utiliser dans
les dermatoses douloureuses et inflammatoires ;
on ne doit pas les appliquer dans les plis, quand
il y a du suintement. Les principales sont :
l'amidon, la fécule de pomme de terre, l'arrow-
root, le lycopode, le vieux bois, etc.

2° Les *poudres minérales* qui ne fermentent
pas à l'humidité, qui sont très siccatives, mais
qui sont moins douces à la peau que les poudres
végétales ; ce sont les isolants par excellence.
Parmi les principales, nous citerons les poudres
de talc, de sous-nitrate et de carbonate de bismuth, d'oxyde de zinc, de carbonate de magné-
sie, de craie, de plâtre, de kaolin, de sous-
carbonate de fer, d'iodoforme, d'iodol, de salol,
d'aristol, de dermatol, de calomel, d'alun, de
soufre, d'acide salycilique, de borate et de bicarbonate de soude, de napthol, etc.

Fort souvent, au lieu de se servir d'une poudre simple, on se sert d'une poudre composée
renfermant presque toujours, dans ce cas, une ou
plusieurs poudres inertes purement isolantes, ou
bien une ou plusieurs poudres inertes formant la
masse dans laquelle on incorpore quelques substances actives en plus faible quantité. Ces mélanges sont assez délicats à bien faire, et, pour

qu'ils se conservent, il faut que la densité des poudres employées soit à peu près la même, ainsi que le volume des grains. Sans cela les mélanges, sous l'influence des moindres secousses, perdent bien vite leur homogénéité.

Les poudres sont employées seules, directement sur la peau, lorsqu'on veut avoir des effets purement isolants, dans les cas d'intertrigo, par exemple ; ou bien, lorsque l'on a affaire à de grandes dermatoses ne supportant ni les applications humides, ni les pommades ; ou bien enfin, lorsque l'on veut obtenir un effet siccatif, comme dans certains cas de séborrhée huileuse. Le plus souvent, on applique les poudres pardessus les pommades pour les faire tenir, et former ainsi une sorte de pâte à la surface des téguments.

8. Pommades. — Les pommades constituent un des modes d'application les plus connus, et les plus pratiques, des médicaments à la surface des téguments. Ce sont des topiques de consistance molle, ayant pour base un corps inerte quelconque.

L'*axonge* a été pendant longtemps l'excipient unique des pommades : elle est excellente, mais elle rancit vite ; aussi, quand on veut l'employer,

faut-il recommander de la préparer au moment
même, en fondant à une douce chaleur de la
panne de porc nouvellement tué, et en la passant à travers un linge ; il est bon de renouve-
ler cette substance tous les trois ou cinq jours,
suivant la température. Pour obvier à cet inconvénient, les pharmaciens se servent d'axonge à
laquelle ils ont incorporé $^1/_{200}$ de teinture de
benjoin, c'est l'axonge benzoïnée.

On choisit parfois comme excipient les *glycérolés* ou *glycérés simples*, c'est-à-dire des préparations à base de glycérine et d'amidon (glycérolé
d'amidon) ou de glycérine et d'argile (glycérolé
d'argile). Les pommades ainsi fabriquées prennent le nom de glycérolés composés : elles sont
supportées d'une manière très variable par les
malades ; elles peuvent produire des effets irritants, ce qui tient souvent à ce que la glycérine
qui entre dans leur composition n'est pas parfaitement neutre. Elles ont le grand avantage
d'être miscibles à l'eau, et, par suite, de se nettoyer assez facilement.

A côté des glycérolés, nous devons citer les
oléates, peu employés en France, mais très en
honneur en Amérique, et qui se recommandent
par leur grande puissance de pénétration.

L'excipient qui a le plus de vogue en ce moment en France est la *vaseline* qui a les avantages de ne pas rancir, et de ne s'altérer que fort peu avec le temps ; elle est un peu molle, mais on remédie à cet inconvénient en y ajoutant soit de la cire blanche, soit de la lanoline, soit de la poudre d'amidon.

La *lanoline* est également utile ; elle a une consistance assez grande, aussi pour la rendre plus maniable y incorpore-t-on le plus souvent un peu d'axonge, ou d'huile, ou de vaseline ; on y ajoute d'ordinaire une substance odorante, pour combattre son odeur assez spéciale.

Parmi les autres excipients usuels, citons le *cérat sans eau*, le *cold-cream frais*, le *beurre de cacao* mélangé à de l'huile, etc.

C'est dans ces divers excipients qu'on incorpore, au mortier, les substances actives qui entrent dans la composition de la pommade. Lorsqu'on met plusieurs substances actives dans une pommade, il faut prendre garde aux actions lentes qu'elles exercent les unes sur les autres, et par suite on ne doit pas mettre en présence des corps pouvant donner naissance à des composés nuisibles pour les téguments.

Il faut bien savoir que si la pommade agit beaucoup par les médicaments actifs qu'elle renferme, elle agit aussi par son excipient. Le choix

de cette dernière substance n'est donc pas du
tout indifférent, et on doit parfois tâtonner
pour savoir celle qui convient le mieux au malade.

9. Pâtes. — On désigne en dermatologie sous
le nom de *pâtes*, des préparations ayant une consistance plus dure que les pommades et ne renfermant pas de résine comme les onguents.
Leurs principales propriétés sont de s'appliquer
avec facilité en couches minces sur les téguments
et d'y former un enduit sec et adhérent.

On en a donné dans ces derniers temps beaucoup de formules ; la plus simple consiste dans le
mélange de 2 parties de vaseline, 1 partie d'oxyde
de zinc, et 1 partie de poudre d'amidon ; en
ajoutant à cet excipient $1/50$ d'acide salicylique,
on a la pâte salicylée de Lassar. On peut aussi
y remplacer la vaseline par un mélange en proportions variables de lanoline et de vaseline.

Les pâtes de terre bolaire sont composées de
30 grammes de bol blanc (kaolin pur) et de
30 grammes d'huile de lin ou de glycérine, que
l'on mélange à 20 grammes d'oxyde de zinc et à
20 grammes de sous-acétate de plomb.

Les pâtes de plomb renferment 50 grammes
de litharge que l'on fait cuire, jusqu'à consis-

tance de pâte, dans 80 grammes de vinaigre, et 10 grammes d'huile de lin ou de glycérine.

Les pâtes d'amidon ont pour formule : 3 parties d'amidon de riz, 2 parties de glycérine, 15 parties d'eau distillée (réduire d'un quart par la coction).

Pour avoir une pâte dextrinée, on fait cuire parties égales de dextrine en poudre du commerce, de glycérine et d'eau, etc.

On incorpore à ces divers excipients, les substances actives que l'on veut.

10. Colles, Gélatines. — Les pâtes ne tiennent pas toujours fort bien ; en cherchant des topiques très adhérents, et cependant bien tolérés, on a trouvé les colles et les gélatines. Pick de Prague et Unna de Hambourg en ont perfectionné l'emploi. Comme base générale de toutes les gélatines médicamenteuses, Unna recommande les deux préparations suivantes :

1. *Gélatine molle à l'oxyde de zinc* : oxyde de zinc 15 parties, gélatine 15 parties, glycérine 25 parties, eau 45 parties.

2. *Gélatine dure à l'oxyde de zinc* : oxyde de zinc 10 parties, gélatine, glycérine et eau de chaque 30 parties.

On commence par faire dissoudre la gé-

latine dans l'eau au bain-marie, on ajoute ensuite l'oxyde de zinc délayé dans la glycérine.
Quand on veut incorporer une substance active
à la masse, on diminue d'autant l'eau distillée.
Pour se servir de cette préparation, on en coupe
un fragment ; on le fait fondre au bain-marie ;
on choisit le moment précis où il est bien liqué-
fié, mais pas assez chaud pour léser les téguments, et on l'applique avec un pinceau. Cet
enduit a l'avantage de protéger les parties malades du contact de l'air et des frottements irritants : il se moule fort bien sur tous les plis de
la peau, et ne gêne en rien les mouvements.
On peut y incorporer diverses substances, en
particulier de la cocaïne, de l'essence de menthe, de l'acide phénique dans les dermatoses
prurigineuses. On peut le laisser en place plusieurs jours ; pour l'enlever, il suffit de le ra-
mollir avec de l'eau tiède.

Ces topiques ont, comme on le voit, le grand
avantage d'être adhérents aux téguments, et
d'être d'une très grande propreté ; malheureusement, leur maniement est un peu compliqué,
aussi a-t-on cherché d'autres procédés qui pos-
sèdent les mêmes propriétés, sans en avoir les
inconvénients.

11. Emplâtres. — Tout le monde connaît
les vieux emplâtres de la matière médicale,
l'emplâtre simple, l'emplâtre diachylon gommé
et l'emplâtre de Vigo cum mercurio ; on sait
qu'en les étendant sur une des faces d'une large
bande de lin ou de coton, en couches assez minces, on obtient un topique assez maniable, auquel on a donné le nom de sparadrap. Peu à
peu la confusion s'est faite entre les deux mots
d'emplâtre et de sparadrap, de telle sorte qu'à
l'heure actuelle on désigne sous le nom d'emplâtre, l'emplâtre étalé sur une bande de tissu
sous forme de sparadrap.

Pour être pratiques, les emplâtres doivent être
souples, maniables, suffisamment adhérents,
mais sans excès. Jusque dans ces derniers temps,
les divers emplâtres médicamenteux étaient pré-
parés avec l'emplâtre simple ou l'emplâtre diachylon, auquel on incorporait les diverses substances actives : c'est ainsi que l'emplâtre rouge
de M. le Dr E. Vidal contient 2^{gr},5o de mi-
nium, 1^{gr},5o de cinabre pour 26 grammes
d'emplâtre diachylon. Mais, tout récemment,
Unna et Beiersdorf ont perfectionné singulièrement ces produits et, après eux, quelques pharmaciens français sont arrivés à fabriquer des
préparations des plus satisfaisantes. L'excipient

de ces nouveaux emplâtres varie suivant les fabricants et suivant les substances actives qu'on y incorpore ; il est surtout composé de gutta-percha, de lanoline, de glycérine, de gomme élastique, etc. Ces produits se conservent assez bien pour la plupart, et ils rendent de réels services dans les dermatoses rebelles. Pour les employer, on les découpe en bandelettes d'un à deux centimètres de large que l'on applique sur la partie malade, en les imbriquant comme des tuiles de toit. Parmi les plus employés citons :

L'emplâtre à l'oxyde de zinc pur, qui constitue surtout un corps protecteur (eczémas, lichens, éruptions artificielles, dermatoses prurigineuses) ;

L'emplâtre à l'huile de foie de morue (prurigo de Hebra, lichen circonscrit, etc.), pur ou additionné de naphtol ou d'acide phénique, contre le prurit ;

L'emplâtre à l'huile de cade (psoriasis) ;

L'emplâtre à l'ichthyol soufré (acné) ;

L'emplâtre rouge de E. Vidal (ecthyma, lupus enflammé) ;

L'emplâtre au calomel (psoriasis syphilitique) ;

L'emplâtre de Vigo, l'emplâtre hydrargyrique d'Unna ;

L'emplâtre au biiodure et au bichlorure d'hydrargyre de Quinquaud (teignes) ;

L'emplâtre à l'acide pyrogallique ; celui à l'acide chrysophanique (teigne, psoriasis, kéloïde).

L'emplâtre à l'acide salicylique (kératoses), à la résorcine, à la créosote (lupus), au salol, à l'aristol, à l'iodoforme (ulcérations diverses), etc.

12. Collodions. — Le grand inconvénient des emplâtres est leur difficulté de préparation et la facilité avec laquelle ils se décollent ; on a donc essayé de les remplacer. On a voulu employer, pour cela, le collodion riciné dans lequel on incorpore diverses substances actives.

On obtient ainsi des préparations fort efficaces (malheureusement presque toujours très irritantes pour les téguments) et faciles à appliquer puisqu'il suffit d'en badigeonner avec un pinceau les surfaces malades, et de répéter plus ou moins souvent cette petite opération, suivant les effets produits. Un des grands avantages de ces topiques est leur adhérence et leur propreté absolue. Parmi ceux qui sont journellement utilisés, citons le collodion iodé au trentième (pelade, Dr Chatelain), le collodion salicylé (cors), le collodion au sublimé (verrues), etc.

13. Traumaticines, Pellicules. — Les propriétés trop irritantes des collodions ont fait qu'on a cherché à les remplacer par les *traumaticines* dont l'excipient est formé, comme on le sait, d'une dissolution d'une partie de gutta-percha purifiée dans neuf parties de chloroforme. On peut aussi badigeonner d'abord la région malade avec une solution de la substance active, laisser sécher, puis recouvrir d'une couche de traumaticine pure.

Les *pellicules* sont des préparations du même ordre dont l'excipient est composé de fulmi-coton, 6 grammes ; acétone, éther alcoolisé, ââ 4o grammes ; huile de ricin, 8 grammes.

Comme pour les collodions et les traumatici-nes, on en prépare à l'acide chrysophanique, à l'acide pyrogallique, à l'acide salicylique, à l'ichthyol, au napthtol, etc.

II. CHOIX ET MODE D'APPLICATION
DES MÉDICAMENTS

1. Principes généraux. — Les considéra-tions qui doivent intervenir pour faire choisir tel ou tel mode d'application des médicaments sont multiples et tiennent surtout :

1. à l'*affection* ; 2. à l'*état des téguments* ; 3. aux *nécessités de l'existence*.

1. Affection. — S'il s'agit d'une dermatose très enflammée, suintante, on s'adressera surtout aux topiques émollients, aux bains ou aux lotions, aux cataplasmes, aux enveloppements, aux pulvérisations ; il y a des peaux qui ne supportent pas les applications humides, on aura, dans ce cas, recours aux poudres sèches ; d'autres qui se trouvent bien des corps gras, axonge, liniment oléo-calcaire.

Si la dermatose n'est que modérément inflammatoire, on s'adressera aux pommades, aux pâtes, parfois même aux emplâtres peu irritants comme l'emplâtre à l'oxyde de zinc.

Si elle est très prurigineuse, on aura recours aux lotions chaudes, aux pâtes très adhérentes, et mieux encore aux emplâtres qui forment occlusion complète et enduit protecteur hermétique.

Si enfin elle est sèche, peu irritable, comme le psoriasis, les kératomes, par exemple, on emploiera d'emblée les pommades fortes ou mieux les emplâtres, les collodions, les traumaticines, etc.

Telles sont les indications principales tirées de la maladie.

2. État des téguments. — Celles qui découlent de l'état des téguments sont connexes. En effet, lorsque les téguments sont irrités, excoriés, ce qui peut arriver dans le cours d'une dermatose non inflammatoire, on se conduit comme dans le cas d'une dermatose inflammatoire vraie, et réciproquement.

3. Nécessités de l'existence. — Les nécessités de l'existence modifient souvent l'intervention thérapeutique. C'est ainsi que pour permettre à des malades d'aller, de venir, de vaquer à leurs occupations journalières, on est souvent obligé de leur donner des topiques adhérents et protecteurs le jour, tandis que, pendant la nuit, on leur fait le traitement qui leur convient réellement.

III. DES DIVERSES MÉDICATIONS LOCALES

Il serait beaucoup trop long, pour un ouvrage aussi élémentaire, d'étudier à part chacun des médicaments dont on se sert en dermatologie ; aussi n'en ferons-nous qu'une revue d'ensemble en les groupant sous la rubrique de *médications*.

1. Médication émolliente, résolutive et antiphlogistique. — Cette médication s'adresse à toutes les dermatoses inflammatoires qui sont caractérisées par de la rougeur, de la tuméfaction des téguments, avec ou sans suintement ou suppuration. Les agents par excellence en sont le cataplasme de fécule de pomme de terre froid, le cataplasme de mie de pain et de lait, le cataplasme de farine de graine de lin fraîche, à côté desquels nous citerons l'enveloppement humide, les bains de son, d'amidon, de gélatine, de glycérine, les bains continus, les pulvérisations, les lotions d'eau de son, de guimauve, de laitue, de pavot, de sureau, etc., les applications de corps gras inertes tels que l'axonge fraîche, la vaseline, le liniment oléo-calcaire, le cold-cream frais, etc., de poudres inertes, telles que l'amidon, le lycopode, etc.

A cette médication émolliente proprement dite, se rattache la médication dite *protectrice*, qui consiste à protéger les téguments malades par une couche de topique qui les met à l'abri des contacts irritants ; on y arrive par des pommades inertes, par dessus lesquelles on met de la poudre, jusqu'à ce que l'on obtienne une sorte de pâte, et par les excipients, les pâtes, les colles, les gélatines, les emplâtres, dont nous avons parlé plus haut.

Les *isolants* rentrent dans le même groupe ;

on donne ce nom à des médicaments non fermentescibles, que l'on emploie pour séparer l'une de l'autre deux surfaces cutanées en contact, qui s'irritent réciproquement par ces contacts incessants. Les pommades à base d'oxyde de zinc ou de sous-nitrate de bismuth et les poudres minérales telles que les poudres de talc, d'oxyde de zinc, de sous-nitrate et de carbonate de bismuth, etc., répondent à ces indications.

En pratique, lorsque par l'emploi des topiques émollients proprement dits on est arrivé à calmer, dans une certaine mesure, l'inflammation des téguments, on se sert d'ordinaire de pommades, de pâtes ou d'emplâtres non irritants formant enduit protecteur, et *à base d'oxyde de zinc*. Les préparations d'oxyde de zinc constituent donc une ressource des plus précieuses ; presque toujours bien tolérées, elles ont l'avantage inappréciable de n'être pour ainsi dire jamais nuisibles et d'être souvent fort efficaces ; nous ne saurions trop en recommander l'emploi dans tous les cas douteux.

2. Médication substitutive. — La médication substitutive consiste à faire agir sur une dermatose un topique plus ou moins irritant, capable de substituer une inflammation de bonne nature et pouvant guérir avec rapidité, à l'inflammation morbide, laquelle n'évolue pas spontanément vers la guérison.

C'est à ce groupe que l'on doit rattacher les médicaments dits *réducteurs* par Unna, c'est-à-dire qui ont la propriété de soustraire de l'oxygène aux éléments cutanés. Les principaux d'entre eux sont l'*ichthyol*, la *résorcine*, l'*acide pyrogallique*, la *chrysarobine*. Nous ne pouvons malheureusement pas entrer, à cet égard, dans tous les détails théoriques nécessaires, et nous sommes obligés de renvoyer ceux de nos lecteurs qui voudraient étudier la question aux travaux du célèbre dermatologiste allemand. Ce que nous pouvons dire : c'est que l'ichthyol, à des doses variant de 5 à 10 $^0/_0$, modifie très heureusement certains eczémas rebelles, en particulier certains eczémas séborrhéiques ; qu'il en est de même de la résorcine à des doses variant de 1 à 10 $^0/_0$; que ces substances sont souvent fort efficaces dans les affections prurigineuses. Les acides pyrogallique et chrysophanique agissent dans le même sens, mais avec encore plus de puissance.

Parmi les autres médicaments modificateurs des surfaces cutanées chroniquement enflammées (eczémas, eczémas séborrhéiques, psoriasis, parakératoses), citons le *naphtol*, le *goudron*, l'*huile de cade*, la *potasse* sous la forme de savon mou de potasse, et surtout le *nitrate d'argent* dont l'action sur les eczémas parasitaires, et même non parasitaires, est si remarquable.

Quand ces topiques divers arrivent à produire une inflammation trop forte des téguments, on en suspend l'emploi pendant quelque temps, on applique des substances calmantes ou isolantes, des préparations d'oxyde de zinc, par exemple, puis on recommence, et ainsi de suite, jusqu'à ce que la guérison soit obtenue.

Le groupe de médicaments auxquels quelques dermatologistes ont donné le nom d'*astringents* et qui comprend l'*oxyde de zinc*, le *sous-nitrate* et le *carbonate de bismuth*, l'*acétate* et l'*oléate de plomb*, le *tanin*, etc., est intermédiaire à la médication émolliente proprement dite et à la médication substitutive franche ; ces médicaments doivent être employés quand les téguments sont trop enflammés pour qu'on ait recours aux topiques substitutifs, mais pas assez irrités pour que l'on n'applique que des substances franchement émollientes.

3. Médications irritante et révulsive. — La médication irritante a pour but de ranimer la vitalité des tissus, d'exciter les extrémités nerveuses, comme on le fait par exemple dans la pelade, par les frictions d'*acide acétique*, de *térébenthine*, d'*ammoniaque*, par les applications de *vésicatoires* ou de *sinapismes*.

Ce sont les mêmes agents qui servent dans la médication révulsive, mais dans un autre but. C'est ainsi, par exemple, que, dans les affections d'origine nerveuse, nous agissons par les vésicatoires, les sinapismes ou les pointes de feu, appliqués sur le point d'origine des nerfs qui se rendent aux parties atteintes.

4. Médication antiprurigineuse. — La médication antiprurigineuse locale (voir plus haut pour la médication antiprurigineuse générale et les bons effets que l'on retire dans ces cas de l'électricité et des douches chaudes) consiste en *lotions très chaudes* ou *très froides* d'eau bouillie, dans laquelle on ajoute certaines substances telles que les *acides* : *acide phénique, tartrique, salicylique, cyanhydrique, acétique* (vinaigre), etc. ; les *alcools aromatiques* (eau de Cologne), l'*essence de menthe*, le *menthol*, le *naphtol*, la *cocaïne*, le *chloral* ; les *alcalins*, les *borate, bicarbonate, salicylate de soude* ; les *mercuriaux* ; le *coaltar saponiné*, etc. ; puis, en applications de pommades, de pâtes ou mieux d'emplâtres *résorcinés, menthés, phéniqués, naphtolés, ichthyolés,* etc.

Parfois, on est obligé d'en arriver, pour modifier l'excitabilité des extrémités nerveuses, à les sectionner par les scarifications, à les détruire par les cautérisations ignées, ou à les soumettre à l'action de l'électricité.

5. Médication antiseptique. — La médication antiseptique semble devoir être des plus logiques, et toute indiquée dans la plupart des affections cutanées ; malheureusement, elle est d'une application des plus difficiles, et n'a été jusqu'ici sérieusement employée qu'à la suite de certaines opérations, comme le raclage ou la cautérisation ignée contre les lupus ou les tumeurs de la peau. On utilise, dans ce cas, les solutions d'*acide borique,* d'*acide phénique* ou de *sublimé,* et les pansements à l'*iodoforme,* à l'*iodol,* parfois au *salol,* mais il faut se défier des éruptions que peuvent causer ces substances. Il y a là toute une voie nouvelle qui n'a pas été jusqu'ici, ce nous semble, suffisamment exploitée.

6. Médication parasiticide. — La médication parasiticide est une des formes de la médication antiseptique ; elle s'attaque à un parasite spécial qui vit et qui prolifère à la surface des téguments.

Rien de plus logique et de plus simple que cette médication, quand il s'agit de parasites animaux. On a, dans le *sublimé* et dans l'*arsenic* s'il s'agit de poux, dans le *soufre*, le *pétrole*, le *baume du Pérou* et le *styrax* s'il s'agit d'acares, des substances d'une énergie extrême qui, mises en contact avec le parasite, le font périr immédiatement.

Mais, la question est déjà moins simple quand il s'agit de parasites végétaux : nous ne connaissons encore aucune substance qui puisse vraiment être considérée comme le spécifique du favus, de la trichophytie, même du pityriasis versicolor. Cependant, nous savons que le *soufre*, l'*ichthyol*, l'*acide chrysophanique*, l'*iode*, le *mercure* et ses composés, l'*acide phénique*, le *formol*, l'*acide borique*, le *camphre*, la *térébenthine*, l'*huile de croton*, etc., exercent une certaine action sur ces parasites. Il est vrai que ces substances agissent aussi, et surtout, comme desquamantes. C'est ainsi que le pityriasis versicolor est guéri par la friction au savon noir, par les badigeons de teinture d'iode qui font tomber les couches épidermiques où siège le microsporon furfur. Néanmoins, ces topiques semblent aussi nuire au développement du parasite végétal.

Dans les eczémas, dits séborrhéiques par Unna, dans lesquels l'élément parasitaire joue très probablement un rôle important, l'influence heureuse de certains médicaments dits parasiticides tels que le soufre et les préparations mercurielles est de toute évidence. Il en est de même pour les acnés, dans lesquelles les lotions antiseptiques de la peau et les topiques soufrés ou mercuriels donnent les plus heureux résultats.

C'est peut-être même par une action parasiticide élective qu'il faut expliquer les effets de certains médicaments sur quelques néoplasies, comme ceux du *chlorate de potasse* sur l'épithéliome superficiel.

7. Médication caustique. — Par la médication caustique, on s'efforce de détruire les tissus morbides ; on y arrive par trois séries de moyens :

1. **Caustiques chimiques**. — Autrefois fort usités, ils le sont beaucoup moins aujourd'hui depuis l'introduction, dans la pratique médicale, de l'électrocautère et du thermocautère. Il n'en est pas moins vrai qu'on en utilise encore une grande quantité dont la seule énumé-

ration serait trop longue et fastidieuse. Citons parmi les plus employés : *l'acide salicylique* qui s'adresse surtout aux tissus épidermiques et cornés : *l'acide chromique*, excellent pour les muqueuses ; *l'acide lactique* pour les ulcérations tuberculeuses ; les *acides acétique, azotique* pour les petites tumeurs superficielles ; *l'acide pyrogallique* pour les lupus ; les caustiques à base *d'arsenic*, de *potasse*, de *chaux* ; le *nitrate d'argent*, le *nitrate acide de mercure*, le *chlorate de potasse*, etc.

2. Cautère actuel. Électro-cautère. — Dans ces dernières années, l'emploi du fer rouge s'est beaucoup généralisé, grâce aux découvertes du *thermocautère à pointe fine* et du *galvanocautère*. C'est, en effet, à ces deux instruments que l'on s'adresse pour toutes les destructions des tissus morbides cutanés. Rien de plus facile que de volatiliser avec la fine pointe de l'électro-cautère, les verrues, les papillomes, les nœvi verruqueux, etc., que de détruire avec elle les épithéliomes superficiels, que d'agir sur les tissus lupiques.

3. Électrolyse. — Cette autre méthode destructive semble, elle aussi, appelée à un grand avenir ; malheureusement, on ne fait encore qu'entrevoir la plupart de ses applications. Cependant, elle nous a déjà donné des résultats dans l'hypertrichose (destruction des bulbes pileux par une aiguille introduite le long du poil et par laquelle on fait passer un courant d'électrolyse), dans les télangiectasies, dans les acnés hypertrophiques, dans les kéloïdes, dans les sclérodermies en plaques.

8. Médication chirurgicale proprement dite. — A côté de la cautérisation ignée et de l'électrolyse, on doit placer les diverses méthodes sanglantes, que l'on préconise depuis une vingtaine d'années pour le traitement de certaines affections rebelles de la peau.

1. Raclage. — Le raclage consiste à enlever mécaniquement le tissu morbide, avec un instrument approprié, appelé curette. Il y en a de toutes les formes et de toutes les dimensions : les unes sont de véritables cuillères tranchantes ovalaires, dont le grand axe varie de 3 millimètres à 2 centimètres et plus ; les autres (E. Besnier) sont des cuillères tranchantes dont le fond manque, de telle sorte que ce sont en réalité des anneaux tranchants ; d'autres (E. Vidal) sont des sortes de lames aplaties, plates sur une de leurs faces, légèrement convexes sur l'autre, et courbées en forme d'arc de cercle, de telle sorte que

la face plate soit dans la convexité, les bords en
sont tranchants, l'extrémité terminale également fort tranchante et arrondie. Il faut, avec
ces instruments, tâcher d'enlever tous les tissus
malades, en respectant les tissus sains. On fait
suivre ou non cette opération d'une application
de caustique, et d'un pansement antiseptique rigoureux. On utilise cette méthode dans le traitement du lupus, des papillomes, des épithéliomes superficiels, etc.

2. Scarifications. — La méthode des scarifications consiste essentiellement à couvrir les surfaces malades de petites incisions linéaires, paral-
lèles, séparées les unes des autres par un intervalle qui varie suivant les cas d'un demi-mil-
limètre à deux millimètres, dont la profondeur
varie suivant l'affection, suivant le but que l'on
se propose, et dont la longueur varie également,
suivant les cas, de 2 à 8 millimètres. D'ordinaire,
on croise cette première couche d'incisions d'une
deuxième couche composée de coupures paral-
lèles entre elles comme celles de la première
couche, et croisant ces dernières à angle aigu, de
façon à former des losanges. Parfois même, on
peut pratiquer une troisième couche d'incisions
et hacher ainsi le tissu morbide. On fait l'hé-
mostase avec un peu d'ouate antiseptique, puis

on applique une simple pommade boriquée, et au bout de 24 heures des pommades ou des emplâtres appropriés à l'affection. Il faut d'ordinaire répéter ces interventions tous les six ou sept jours. On utilise cette méthode dans les lupus, surtout dans les lupus érythémateux superficiels, dans la couperose et les télangiectasies, dans les acnés rebelles, dans les séborrhées, etc.

3. Excision. — Nous ne parlerons pas ici de l'*excision des parties malades*, car cette opération rentre dans la pratique courante de la chirurgie.

Des procédés d'anesthésie locale.

Pour toutes les opérations précédentes, quelque douloureuses qu'elles soient, il est préférable de ne pas avoir recours à l'anesthésie locale, car tous les procédés d'anesthésie locale connus ont des inconvénients, il est néanmoins facile de supprimer, ou tout au moins de modérer la douleur ; aussi ne doit-on plus, à l'heure actuelle, la considérer comme une contre-indication. Les agents anesthésiques que nous recommandons à cet effet, en dermatologie sont les *pulvérisations d'éther anesthésique*, les *applications de chlorure de méthyle liquide* avec un tampon d'ouate ordinaire (*méthode dite de stypage* de Bailly de Chambly), le *chlorure d'éthyle*, les *injections sous-cutanées de cocaïne* dont malheureusement on est obligé de se défier beaucoup ; certes, elles n'ont pas les inconvénients des anesthésiques précédents qui gèlent les téguments et les transforment en un tissu blanchâtre, dur, dans lequel il est impossible de reconnaître les diverses consistances des parties saines et des parties malades, mais, par contre, elles peuvent déterminer des accidents généraux graves d'intoxication.

9. Massage, Compression. — Nous devons dire quelques mots d'un procédé thérapeutique fort ancien, mais qui n'a été remis en honneur que dans ces dernières années : nous voulons parler du *massage*. Nous n'avons pas à entrer ici dans les détails techniques d'application de cette méthode. Elle rend de grands services dans certaines affections cutanées rebelles, caractérisées surtout par de l'épaississement et de l'infiltration des tissus, dans la sclérodermie par exemple, dans l'éléphantiasis, dans certains œdèmes ; on l'a même préconisée dans l'acné.

A côté d'elle, signalons la compression méthodique qui agit dans des cas analogues, dans les états éléphantiasiques des diverses régions du corps, en particulier des membres supérieurs et inférieurs, de la lèvre supérieure, etc.

10. Électricité. — En parlant de la méthode caustique, nous avons déjà signalé l'emploi que l'on fait de l'*électrolyse* dans certaines affections cutanées. Mais là ne se borne pas le rôle de l'électricité en dermatothérapie. Depuis quelque temps les électriciens se montrent même singulièrement hardis, et ils appliquent divers procédés électriques à un grand nombre de dermatoses. Citons : les *bains électriques* que l'on donne depuis assez longtemps déjà dans certaines maladies de peau paraissant être d'origine nerveuse comme le vitiligo, la sclérodermie généralisée diffuse, les prurits généralisés, la lèpre systématisée nerveuse, la syringomyélie, etc. ; les *courants continus* que l'on emploie dans les mêmes affections, dans le lupus, dans le favus et la trichophytie, dans le but de faire pénétrer les médicaments dans les tissus ; les *courants alternatifs* avec lesquels on semble modifier l'économie générale, et par suite certaines éruptions d'ordre eczémateux ; les *courants interrompus* ; l'*électricité statique* et les *effluves électriques* qui donnent d'excellents résultats contre les démangeaisons ; l'*électrolyse simple* dont on utilise les propriétés électriques et non plus caustiques dans les kéloïdes, les sclérodermies, etc. ; l'*électrolyse chimique* (électrolyse iodo-potassique, électrolyse cuprique interstitielle, etc.) que l'on vient d'appliquer tout ré cemment (Gautier, Delineau, etc.) aux lupus, à l'actinomycose, aux kéloïdes, aux sycosis, aux épithéliomes, etc. Toutes ces questions sont encore à l'étude.

11. Eaux minérales. — En terminant ce rapide exposé de la thérapeutique générale des affections cutanées, nous devrions aborder la difficile question des eaux minérales. C'est un sujet extrêmement complexe, et nous ne ferons que poser quelques jalons.

Pour qu'une eau minérale soit bien appropriée au malade, il faut qu'elle puisse agir au point de vue local comme topique sur l'éruption, et au point de vue général comme modificateur de l'économie tout entière. Ce sont ces deux indications que l'on doit s'efforcer de remplir quand on fait choix d'une station thermale.

Les *eaux sulfureuses* s'adressent surtout aux organisations lymphatiques, strumeuses ; on choisira les *eaux sulfurées sodiques fortes* comme Barèges, certaines sources fortes de Lu-

chon quand on voudra agir avec beaucoup
d'énergie et modifier localement une éruption à
forme torpide, comme certaines tuberculoses
locales, certains eczémas ; on prescrira des eaux
sulfurées sodiques moins fortes comme Caute-
rets, les sources faibles de Luchon, Ax, les
Eaux-Chaudes, Amélie-les-Bains, le Vernet lorsqu'on aura besoin d'une action moins énergique, quoique efficace encore, comme dans certains sycosis, dans les acnés juvéniles, dans
certains eczémas suintants et dans certains eczémas séborrhéiques chez les lymphatiques ; on
aura recours aux eaux sulfurées sodiques faibles
comme Saint-Sauveur, Moligt, la Preste, les
sources dégénérées de Luchon, d'Ax, si l'on veut
avoir, avec l'action générale du soufre sur la
constitution lymphatique, des effets plutôt sédatifs qu'excitants sur la lésion locale.

Les eaux *sulfurées calciques* comme Saint-
Honoré, Allevard, Enghien, Saint-Christau,
sont localement excitantes et ne conviennent
pas aux tempéraments nerveux et sanguins ;
elles sont donc indiquées chez les lymphatiques
et les scrofuleux torpides.

Les eaux *chlorurées sulfurées* dont le type
est Uriage, Gréoulz, sont excellentes dans toutes
les dermatoses dérivant du lymphatisme, quand

on veut exercer une action tonique et reconsti-
tuante sur l'économie.

Les eaux *chlorurées sodiques* comme Bala-
ruc, Bourbon-Lancy, Bourbon-l'Archambault,
Bourbonne-les-Bains, Salies-de-Béarn, Salies-
de-Salat, Salins-du-Jura, Salins-Moutiers, en
France, Kreuznach, Nauheim en Allemagne,
Lavey en Suisse, etc., sont indiquées dans la
scrofule, dans les tuberculoses locales, dans certaines dermatoses se reliant à un tempérament
nettement lymphatique et s'accompagnant d'en-
gorgements ganglionnaires, comme le prurigo
typique de Hébra.

Les eaux *chlorurées sulfatées* comme Brides,
Saint-Gervais, Baden en Suisse, agissent surtout, comme on le sait, sur la constitution arthritique, la constipation et la congestion des organes du bassin. Leur emploi peut donc être
indiqué dans les dermatoses qui se relient à cet
ensemble de phénomènes ; mais quand elles
présentent en outre, comme Saint-Gervais, du
gaz azote, de l'acide carbonique et un principe sulfureux, leur champ d'action s'étend singulièrement, et s'adresse dès lors à toutes les affections
cutanées d'origine arthritique, surtout lorsqu'elles ont des tendances marquées à l'excitation.

Les eaux *chlorurées bicarbonatées*, dont le type en France est Royat, varient beaucoup dans leurs effets suivant les localités. Royat, par exemple, s'adresse à toutes les dermatoses d'origine arthritique, mais surtout lorsque l'état général est débilité, épuisé ; ces eaux sont un peu excitantes et elles déterminent parfois des poussées aiguës. Cet inconvénient est encore plus marqué à Chatelguyon, où ne peuvent rester les personnes quelque peu sujettes à l'urticaire. Saint-Nectaire est également excitant et reconstituant : on y envoie des arthritiques lymphatiques.

Les eaux *bicarbonatées sodiques*, dont les deux types principaux sont en France, Vichy et Vals, sont surtout employées comme modificateurs généraux de l'état arthritique : on ne saurait trop en recommander l'usage interne aux sujets qui présentent cette constitution ; mais, leurs effets locaux ne sont pas encore suffisamment bien établis dans la plupart des dermatoses.

Les eaux *bicarbonatées calciques* et les *eaux bicarbonatées mixtes* comme Alet, Saint-Alban, Lamalou, Pougues, Sail-les-Bains, ont à peu près les mêmes propriétés, quoique, d'une façon générale, elles soient moins irritantes au point de vue local et beaucoup plus appropriées — du

moins quelques-unes, comme Sail-les-Bains —
aux traitements interne et externe des dermatoses
eczémateuses. On sait que les homœopathes at-
tribuent, pour cette dernière eau, ses propriétés
à la silice qu'elle renferme.

Mêmes remarques encore à propos des eaux
bicarbonatées sulfatées, telles que Contrexéville,
Ussat, Vittel ; ce sont des eaux excellentes au
point de vue interne chez les uricémiques, mais
très peu appropriées au traitement local des dermatoses.

Les eaux *sulfatées calciques* comme Aulus,
Bagnères-de-Bigorre, Capvern, Louèche en
Suisse, peuvent rendre de grands services dans
les dermatoses rebelles chez des arthritiques névropathes. Mais la névropathie dans les affections cutanées est surtout heureusement com-
battue par les *eaux indéterminées thermales
simples* comme Néris, Plombières, Bains en
France, Schlangenbad en Allemagne, Ragatz en
Suisse.

Les eaux *ferrugineuses* ne sont que rarement
indiquées dans les maladies de la peau : il faut
qu'il s'agisse d'individus profondément anémiés
chez lesquels une médication tonique et mar-
tiale s'impose.

Dans le traitement des dermatoses, nous devons faire une place à part aux eaux de *la Bour-boule* : par leur minéralisation exceptionnelle (chlorurées bicarbonatées arsénicales) elles remplissent des indications multiples, s'adressent aux constitutions à la fois arthritiques et lymphatiques, et modifient heureusement toutes les dermatoses sèches kératosiques, les dermatites herpétiformes, la lèpre, les lichens, les prurigos, certains eczémas, etc., pour lesquels l'arsenic est indiqué.

D'ailleurs, ce tableau d'ensemble, par trop succinct et schématique, ne saurait donner que quelques indications vagues et peu précises sur l'emploi des eaux minérales dans la thérapeutique des dermatoses. On sait combien la composition de la plupart des sources est complexe, combien il est parfois difficile de classer une source dans tel ou tel groupe. Pour arriver à avoir quelques notions exactes sur l'effet de telle ou telle station thermale il est nécessaire de l'étudier à part : c'est ce que nous engageons nos lecteurs à faire, toutes les fois qu'ils voudront y envoyer un de leurs malades. Malheureusement, une pareille tâche ne saurait cadrer avec le plan de cet ouvrage.

VII

DES CLASSIFICATIONS EN DERMATOLOGIE

Le nombre de classifications des dermatoses que l'on a proposées est considérable. Les anciens auteurs avaient divisé les affections cutanées *selon leur siège*, en maladies de peau qui affectent le cuir chevelu ou teignes, en maladies de peau qui affectent la face, le tronc, et les membres ou dartres. Plus tard, on prit pour base des distinctions à établir la *forme, l'apparence* des éruptions cutanées : cette *classification morphologique* reposait donc tout entière sur l'aspect des lésions élémentaires : elle fut adoptée successivement par Riolan, Swediaur, Plenck, Willan et Bateman, etc. (voir, pour plus de dé-

tails, Hillairet et Gaucher), et elle régna presque
sans conteste, en France et dans les pays étrangers, pendant la première moitié du siècle actuel.
Puis, la plupart des dermatologistes essayèrent
de grouper les dermatoses, d'après la nature
même de la lésion considérée au point de vue
anatomo-physiologique, et c'est en se fondant
sur ce principe que Rayer, Cazenave, Hebra,
Kaposi, Duhring, etc., purent donner une conception clinique relativement satisfaisante de ces
affections. Les deux chefs les plus autorisés de
l'ancienne École de St-Louis, Bazin et Hardy,
ont fait, chacun de leur côté, les plus louables
efforts pour baser leurs classifications sur l'étiologie et les causes premières probables des maladies de la peau ; malheureusement, ils se heur-
tèrent à des difficultés presque insurmontables,
difficultés que nous allons signaler. Aussi, dans
ces derniers temps semble-t-on s'arrêter de pré-
férence à des classifications mixtes, dans lesquelles certains groupes sont formés d'après
l'étiologie des dermatoses, telles les affections
parasitaires, certains autres d'après leurs localisations, telles les affections des glandes sudoripares, etc., certains autres d'après la nature
anatomo-physiologique du processus, tels les
érythèmes, etc. Ce sont de vrais manteaux

d'arlequin. Toutes ces conceptions ne soutiennent pas la discussion.

Depuis longtemps déjà Alibert a proclamé la nécessité de tenir compte de tous les éléments constitutifs d'une maladie, pour pouvoir la classifier. Quand il a posé les bases de sa classification naturelle, il a merveilleusement indiqué que, pour être acceptable, une classification des maladies de la peau doit reposer à la fois sur l'aspect extérieur, l'anatomie pathologique, la nature réelle, l'étiologie et l'évolution de chacune d'elles. Malheureusement, il n'a pu réaliser ce magnifique programme. Nous ne croyons pas qu'il soit encore possible de le remplir, étant donné l'état actuel de nos connaissances sur l'étiologie et la pathogénie des affections cutanées.

Il est, en effet, bien certain que l'on doit, avant tout, tenir compte de la nature première de la maladie, de son origine, de sa pathogénie : c'est l'élément essentiel, primordial, celui d'où découlent tous les autres. Eh bien ! avec la conception que les auteurs classiques actuels donnent des grandes dermatoses, acné, eczéma, psoriasis, etc., il est illusoire et chimérique de vouloir essayer de trouver une classification logique et rationnelle. Dans quelle classe naturelle veut-on ranger l'acné, par exemple, alors que l'on sait, d'une part, que le parasitisme joue un certain rôle dans son apparition, d'autre part, que les conditions les plus diverses interviennent comme causes premières modificatrices du terrain, telles la puberté, les troubles vasculaires, le mauvais fonctionnement du tube digestif, l'ingestion de certaines substances, etc. ? Nous savons bien qu'on nous répondra qu'il faut la mettre dans les dermatoses microbiennes. Est-ce vraiment logique, alors qu'il est certain que le microbe est banal, et qu'il ne devient pathogène que grâce aux modifications du milieu?

Passons cependant condamnation sur ce point, quelque discutable qu'il soit en réalité ; mais l'eczéma, qu'en ferons-nous ? Le rangerons-nous dans les dermatoses traumatiques, toxiques, aiguës, névrosiques, par intoxication lente de l'économie, parasitaires ? Il peut être tout cela ; souvent il reconnaît plusieurs de ces origines.

La vérité est qu'avant d'oser formuler une classification, il faut d'abord travailler à briser les cadres actuels. L'acné, l'eczéma, et bien d'autres dermatoses que l'on considère aujourd'hui

encore comme constituant des entités morbides
distinctes, ne sont très probablement, pour ne
pas dire sûrement, que des formes objectives
spéciales, pouvant être communes à des entités
morbides diverses. Certes, il faudra toujours les
étudier à ce titre ; mais on ne devra plus les
considérer comme constituant la maladie elle-
même : elles n'en sont que le symptôme majeur,
que l'expression objective.

Il est donc malheureusement trop certain que
lorsqu'on cherche, à l'heure actuelle, à classifier
les dermatoses, on se heurte à d'absolues impossibilités : impossibilités qui, dans une certaine
mesure, à cause même de ce que nous venons de
dire, persisteront toujours, quels que soient les
progrès ultérieurs de la science. Aussi beaucoup
d'auteurs ont-ils pris, dans ces derniers temps, la
sage résolution d'adopter l'ordre alphabétique
pour leurs descriptions didactiques. Nous-mêmes,
nous l'avons choisi pour l'un de nos ouvrages.

Il n'en est pas moins vrai cependant que l'on
peut, dès maintenant, réunir certaines dermatoses en groupes naturels, ce qui est beaucoup
plus satisfaisant pour l'esprit.

Ces groupes sont les suivants :

Groupement des dermatoses

1. — Les *difformités cutanées* : c'est-à-dire les modifications de l'état dit normal des téguments qui ne sont pas d'origine accidentelle ; elles se divisent en : *a*) difformités cutanées circonscrites ou nœvi, et *b*) difformités cutanées généralisées ou diffuses.

2. — Les *éruptions cutanées* dites *artificielles*, lesquelles sont : *a*) de cause externe, *b*) de cause interne.

3. — Les *dermatoses parasitaires*, qui se subdivisent d'après leurs causes en : *a*) dermatoses parasitaires, dues aux *animaux parasites* de l'homme ; *b*) dermatoses parasitaires, dues aux *végétaux parasites* de l'homme déjà nettement déterminés ;

4. — Les *dermatoses d'origine microbienne* causées par les microbes déjà nettement déterminés.

5. — Les *dermatoses d'origine nerveuse*.

6. — Quant aux affections cutanées qu'on ne peut, du moins encore, faire rentrer dans aucun des cinq groupes précédents, comme il est logiquement impossible de les classifier, nous les étudierons dans l'ordre alphabétique, qui nous paraît être le plus avantageux, car il ne prête à aucune discussion.

Au premier abord, un pareil groupement des
dermatoses paraît enfantin. Si l'on veut bien y
réfléchir cependant, on verra que c'est le seul
qui soit logique, car c'est le seul qui montre
bien, et sans le moindre fard, l'état actuel de la
science dermatologique. A mesure que les progrès se feront, notre *caput mortuum* de la fin,
dans lequel les maladies sont rangées par ordre
alphabétique, ira en se raréfiant de plus en plus,
jusqu'à ce qu'enfin chaque affection soit rentrée
dans un cadre définitif, solidement constitué par
la connaissance approfondie de l'étiologie, de la
pathogénie, des symptômes, de l'évolution, de
l'anatomie pathologique et des réactions thérapeutiques.

Mais, il ne faut pas croire qu'avec les progrès
ultérieurs de la science, on arrivera à créer des
cadres naturels, ayant des contours nettement
arrêtés. La nature même des faits cliniques ne
saurait le permettre. L'analyse minutieuse des
observations montre, en effet, qu'entre les divers
types morbides, il existe de nombreuses séries de
faits de passage. Nous devons, pour terminer ces
généralités, en dire maintenant quelques mots,
et montrer de quelle manière nous croyons que
l'on doit concevoir les divers groupes dermatologiques.

Si l'on examine et si l'on analyse avec soin
les faits cliniques qui semblent se rapporter à
l'un des types morbides admis à l'heure actuelle, on ne tarde pas à se convaincre qu'ils ne
sont pas exactement comparables entre eux, que
certains, tout en présentant un ensemble de caractères qui les rattachent au type en question,
offrent, d'autre part, des particularités qui les rapprochent quelque peu d'autres dermatoses. Si
nous prenons, par exemple, le psoriasis (voir ce
mot, t. IV) nous voyons qu'il est des faits qui
peuvent être considérés comme étant des psoriasis typiques par leur évolution, leurs récidives
constantes, leurs localisations, leur aspect, leur
sécheresse, leurs squames, leurs réactions thérapeutiques. Mais, si nous étudions toutes les dermatoses qui se relient à ce type pur, nous
remarquons qu'il y en a (toute une série) qui
s'enflamment avec plus ou moins de facilité, qui
siègent vers les plis cutanés, qui suintent parfois, se recouvrent de croûtes, et cela avec plus
ou moins de facilité suivant les cas, de telle
sorte qu'entre les psoriasis typiques, les psoriasis séborrhéiques et les eczémas dits séborrhéiques, il y a toute une gamme de faits de
passage établissant une sorte de transition insensible.

Si nous poursuivons nos recherches sur ces états psoriasiques, nous voyons qu'il y a d'autres observations dans lesquelles les squames sont de plus en plus fines, furfuracées, dans lesquelles le derme est peu infiltré, les limites des plaques moins marquées : elles constituent toute une série de parakératoses (catarrhe sec de la peau) qui, d'une part, aboutissent aux lésions dites jusqu'ici eczémas secs, au pityriasis rosé de Gibert, d'autre part, lorsqu'elles se généralisent, à certaines formes de pityriasis rubra.

Il en est d'autres dans lesquelles les éléments psoriasiques sont minuscules, punctiformes, surtout péripilaires, et qui constituent toute une série de faits aboutissant, par gradation insensible, au pityriasis rubra pilaris.

Il en est d'autres encore dans lesquelles les plaques éruptives s'irritent, s'enflamment, s'étendent avec rapidité, de manière à couvrir bientôt toute la surface des téguments d'une vaste nappe rouge qui desquame, et ces faits constituent toute une série qui aboutit aux herpétides malignes exfoliatives, aux dermatites exfoliatives généralisées ; et, ainsi de suite.

De telle sorte que si, dans un graphique, nous plaçons le psoriaris typique au centre, nous

voyons que, pour comprendre le groupe et pour
en rendre tangible la complexité, nous devons
faire rayonner, autour de ce centre, des séries de
lignes qui aboutissent à tel ou tel autre type
morbide pur, et sur chacun de ces rayons vien-
dront naturellement se placer les types morbides
intermédiaires aux deux types morbides dont
ils participent, à des distances proportionnelles
à leur degré de ressemblance avec chacun
d'eux.

Ces graphiques permettent de se rendre
compte des relations qui existent entre deux
types morbides nets, relations qui sont établies
par ces cas hybrides qui déroutent constamment
les observateurs, parce qu'ils n'en comprennent
pas la véritable valeur et ne parviennent pas à
leur donner la place qui leur convient dans le
cadre nosologique.

Or, ce que nous venons de dire pour le psoriasis est vrai pour presque tous, nous devrions
dire pour tous les types morbides connus : pour
les eczémas, autour desquels rayonnent des faits
de passage vers les psoriasis, les séborrhées, les
acnés, les prurigos de Hébra, les névrodermites,
les érythèmes, la dysidrose, le pemphigus, le
pityriasis rosé de Gibert, le pityriasis rubra, les
herpétides malignes exfoliatives et les dermatites

exfoliatives généralisées, etc. ; pour les acnés et
surtout pour les couperoses ou acnés rosacées, autour desquelles rayonnent des faits de passage vers
les séborrhées, les eczémas séborrhéiques, la kératose pilaire, les lupus érythémateux, les télangiectasies vraies, le rhinophyma, etc. ; pour
la dermatite herpétiforme, autour de laquelle
rayonnent des faits de passage vers les prurits, les
urticaires simples et bulleuses, les érythèmes
polymorphes, le pemphigus aigu, le pemphigus
chronique vrai, le pemphigus foliacé, l'impetigo
herpetiformis ; et ainsi de suite.

Il nous suffit d'avoir cité ces quelques exemples,
pour prouver le bien-fondé de notre proposition. Plus nous avançons dans l'étude clinique
des dermatoses, plus nous sommes convaincus de
sa vérité. Nous avons été personnellement aux
prises avec les difficultés presque inextricables,
créées par ces types hybrides, lorsque nous avons
voulu étudier de près les dermatites généralisées
rouges, les pemphigus, les névroses de la peau.
En analysant minutieusement les faits cliniques,
nous avons pu nous pénétrer de cette grande
vérité que, la conception de cadres fermés et nettement arrêtés dans leurs contours est tout ce
qu'il y a de plus artificiel, et de moins conforme

à la réalité des faits. Les dermatoses d'origine interne, et même les dermatoses d'origine externe, constituent un immense réseau, en apparence inextricable, dans lequel apparaissent des centres un peu plus nets correspondant à des types purs, autour desquels rayonnent des mailles allant aboutir à d'autres centres voisins.

Si l'on a bien saisi tout ce qui précède, on comprendra pourquoi une classification, qui n'est qu'une simple nomenclature faite d'après les procédés ordinaires, et composée de noms de maladies qui se suivent, ne peut en rien nous satisfaire. Elle ne peut rendre la physionomie véritable des groupes morbides, leur complexité, leurs relations intimes, leurs enchevêtrements. Il faut pour cela la méthode graphique, telle que nous venons de l'exposer. Elle seule permet de mettre un fait à sa place exacte, de le caser dans un type morbide pur, si c'est un type morbide pur, et, si c'est un fait hybride, de le placer à la distance qui lui convient entre les types morbides purs dont il participe.

Nous savons bien que l'on adressera à cette conception nouvelle des cadres dermatologiques le reproche de manquer de netteté, d'avoir des contours trop flous et de pousser au manque de précision dans le diagnostic. A cela nous pourrions répondre, que ce n'est pas notre faute, mais celle de la nature qui, pour les maladies comme pour les êtres du règne animal ou du règne végétal, ne présente pas de lacunes dans ses productions, et, qu'avant tout, nous devons rechercher la vérité vraie et non une vérité relative, artificielle, uniquement faite pour la plus grande satisfaction de l'esprit et la simplification de sa tâche. Mais, en réalité, nous croyons que cette adaptation des cadres morbides aux faits cliniques rend la science dermatologique encore plus claire ; tout, en effet, revient à bien poser, à bien connaître ces types purs qui sont les centres, les jalons, les pivots de toutes les conceptions. Lorsqu'on les a ainsi bien établis, on n'a qu'à placer entre eux les cas hybrides. Ces cas eux-mêmes peuvent avoir un nom spécial et alors le diagnostic est précis ; s'ils n'en ont pas, il suffit, pour que le diagnostic soit net, d'indiquer leur place exacte dans le réseau, et on pose ainsi un diagnostic bien plus exact et bien plus rigoureux, ce nous semble, que si on les fait rentrer violemment dans un cadre morbide, qui n'est pas exactement fait pour eux.

En somme, nous voulons que désormais les

cadres dermatologiques se moulent sur les faits cliniques, et nous nous refusons à déformer les faits pour les ranger dans des groupes artificiels.

Telle est notre conception générale des affections cutanées.

TABLE DES MATIÈRES

—

VIII. DES CLASSIFICATIONS EN DERMATOLOGIE

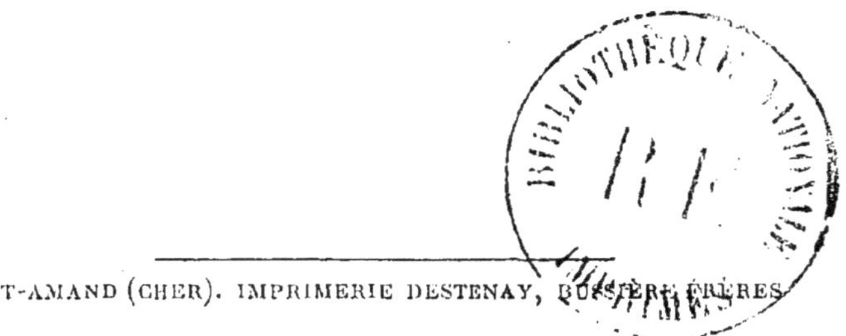

LES DIVISIONS
DE LA Deuxième édition DU Traité de Chirurgie
ONT ÉTÉ FIXÉES COMME IL SUIT :

TOME I (MIS EN VENTE EN FÉVRIER 1897)

1 vol. grand in-8° de 912 pages, avec 218 figures dans le texte. **18 *fr.***

RECLUS. — Inflammations, traumatismes, maladies virulentes.
BROCA.— Peau et tissu cellulaire
sous-cutané.

QUÉNU. — Des tumeurs.
LEJARS. — Lymphatiques, mus-
cles, synoviales tendineuses et
bourses séreuses.

TOME II (MIS EN VENTE EN FÉVRIER 1897)

1 vol. grand in-8° de 996 pages, avec 361 figures dans le texte. **18 *fr.***

LEJARS. — Nerfs.

MICHAUX. — Artères.

QUÉNU. — Maladies des veines.

RICARD et DEMOULIN.—Lésions
traumatiques des os.
PONCET. — Affections non traumatiques des os.

POUR PARAITRE EN MAI 1897.

TOME III

1 vol. grand in-8° avec nombreuses figures dans le texte.

NÉLATON. — Traumatismes, en-
torses, luxations, plaies articulaires.
QUÉNU.—Arthropathies,arthrites
sèches, corps étrangers articulaires.

LAGRANGE. — Arthrites infec-
tieuses et inflammatoires.
GÉRARD-MARCHANT. — Crâne.
KIRMISSON. — Rachis.
S. DUPLAY.—Oreilles et annexes.

TOME IV

1 vol. grand in-8 avec nombreuses figures dans le texte.

GÉRARD-MARCHANT. — Nez,
fosses nasales, pharynx nasal et
sinus.

HEYDENREICH. — Mâchoires.
DELENS. — OEil et annexes,

Les tomes V et VI, VII et VIII, paraîtront à intervalles rapprochés, de façon que l'ouvrage soit complet au commencement de
l'année 1898.

Dictionnaire usuel
des Sciences médicales

PAR MM.

A. DECHAMBRE, Mathias DUVAL, L. LEREBOULLET
Membres de l'Académie de médecine

Ouvrage accompagné de Notions sur la Prophylaxie et sur l'Hygiène
d'un choix de Formules nouvelles
et d'un Appendice sur la formation des mots usités en médecine

VIENT DE PARAITRE

TROISIÈME ÉDITION, REVUE ET AUGMENTÉE

1 vol. gr. in-8 de XXXII-1782 pages, avec 450 figures dans le texte.
Relié toile. . . . . . **25** fr.

La chirurgie et la pathologie générale ont dû, dans cette troisième édition, recevoir les développements et subir les modifications que le progrès impose ; il a fallu, pour la rendre plus précise et plus moderne, la reviser et la compléter encore. C'est ainsi que tous les articles relatifs à l'**Obstétrique** et plusieurs articles de chirurgie ont été refondus. En médecine, les mots **Diphtérie, Fièvre typhoïde, Sérum** et **Sérothérapie** ont reçu les développements nécessités par de nouvelles découvertes. Plusieurs formules ont été ajoutées. Enfin on a indiqué à l'introduction qui traite de la prophylaxie des maladies infectieuses les modifications que la loi de 1892 impose à l'attention de tous les médecins.

VIENT DE PARAITRE

Traité élémentaire
de Clinique thérapeutique

Par le **Dr G. LYON**

Ancien interne des hôpitaux de Paris
Ancien chef de clinique à la Faculté de médecine

DEUXIÈME ÉDITION, REVUE, AUGMENTÉE

1 volume in-8° de 1154 pages . . . . **15** fr.

Profitant du réel succès obtenu par cet ouvrage dont la première édition avait été épuisée en moins de deux années, l'auteur a refondu complètement certains chapitres de son livre (celui des dyspepsies chimiques par exemple) et l'a en outre augmenté d'un certain nombre de chapitres nouveaux, tels que ceux relatifs à la diphtérie, à l'entéralgie, à la péritonite tuberculeuse, à l'albuminurie, à l'actinomycose, aux empoisonnements, etc., etc. Les praticiens seront heureux de trouver dans cette seconde édition un important *appendice contenant la liste des médicaments les plus usuels avec l'indication de leur mode d'emploi et de leur dosage.*

VIENT DE PARAITRE

Traité des

Maladies de l'Enfance

PUBLIÉ SOUS LA DIRECTION DE MM.

J. GRANCHER

Professeur à la Faculté de médecine de Paris,
Membre de l'Académie de médecine, médecin de l'hôpital des Enfants-Malades.

J. COMBY
Médecin
de l'hôpital des Enfants-Malades.

A.-B. MARFAN
Agrégé,
Médecin des hôpitaux.

5 volumes grand in-8 en souscription . . . . **90 fr.**

L'ouvrage dont nous commençons aujourd'hui la publication, et qui sera complet en 5 volumes in-8°, vient fort heureusement combler une lacune. Si les manuels de médecine infantile ne manquaient pas, on souffrait de l'absence d'une œuvre de longue haleine embrassant, dans son ensemble, toute la pédiatrie. Cette œuvre, MM. Grancher, Comby et Marfan ont voulu l'entreprendre, encouragés qu'ils étaient par les collaborations précieuses qui s'offraient à eux, tant de la France que de l'étranger.

Les directeurs de cette publication ont pensé qu'on leur saurait gré d'avoir réuni, dans le même ouvrage, toutes les branches de la pathologie infantile : médecine, chirurgie, spécialités ; d'autant plus qu'ils ont fait appel, pour la réalisation de ce plan nouveau, aux maîtres les plus renommés dans ces diverses branches de la pédiatrie. Le lecteur trouvera donc, dans cet ouvrage, des réponses à toutes les questions qui intéressent la pratique médico-chirurgicale des enfants.

Conçu dans cet esprit, exécuté avec une compétence dont le public médical sera juge, le nouveau *Traité des Maladies de l'Enfance* est appelé à rendre les plus grands services aux praticiens.

*Le **Traité des Maladies de l'Enfance** est publié en cinq volumes qui paraissent à des intervalles rapprochés. Chaque volume est vendu séparément, et le prix en est fixé selon l'étendue des matières.*

Les tomes I et II sont en vente (Mars 1897). Les autres paraîtront prochainement à intervalles rapprochés.

*Il est accepté des **souscriptions** au Traité des Maladies de l'Enfance à un prix à forfait quels que soient l'étendue et le prix de l'ouvrage complet. Ce prix est, quant à présent et jusqu'à la publication du tome III, fixé à **90** francs.*

TOME I

1 vol. in-8° de xvi-816 pages avec figures dans le texte. . **18 fr.**

Préface (GRANCHER). *Physiologie et hygiène de l'enfance* (COMBY). *Considérations thérapeutiques sur les maladies de l'enfance. Table de posologie infantile* (MARFAN). — MALADIES INFECTIEUSES : *Scarlatine* (MOIZARD). *Rougeole* (COMBY). *Rubéole* (BOULLOCHE). *Variole* (COMBY). *Vaccine et vaccination* (DAUCHEZ). *Varicelle* (COMBY). *Oreillons* (COMBY). *Coqueluche* (COMBY). *Fièvre typhoïde* (MARFAN). *Fièvre éphémère* (COMBY). *Fièvre ganglionnaire* (COMBY). *Grippe* (GILLET). *Suette miliaire* (HONTANG). *Choléra asiatique* (DUFLOCQ). *Malaria* (CONCETTI). *Fièvre jaune* (COMBY). *Tétanos* (RENAULT). *Rage* (GILLET). *Érysipèle* (RÉNON). *Infections septiques du fœtus, du nouveau-né et du nourrisson* (FISCHL). *Rhumatisme articulaire et polyarthrites* (MARFAN). *Diphtérie* (SEVESTRE et LOUIS MARTIN). *Syphilis* (GASTOU). *Tuberculose. Scrofule* (AVIRAGNET).

TOME II

1 vol. in-8° de 816 pages avec figures dans le texte. . . . **18 fr.**

MALADIES GÉNÉRALES DE LA NUTRITION : *Arthritisme, obésité, maigreur, migraine, asthme* (COMBY). *Diabète sucré* (H. LEROUX). *Maladies du sang* (AUDÉOUD). *Hémophilie* (COMBY). *Hémorrhagie des nouveau-nés* (DEMELIN). *Purpura et syndromes hémorrhagiques* (MARFAN). *Scorbut infantile* (BARLOW). *Rachitisme* (COMBY et BROCA). *Croissance* (COMBY). *Athrepsie* (THIERCELIN). — MALADIES DU TUBE DIGESTIF : *Développement du tube digestif chez l'enfant* (VARIOT). *Dentition* (MILLON). *Bec-de-lièvre, macroglossie, tumeurs du plancher de la bouche* (BROCA). *Stomatites* (COMBY). *Angines aiguës* (DUPRÉ). *Abcès rétro-pharyngiens et adénite rétro-pharyngienne* (BOKAY), *Hypertrophie des amygdales, pharyngite chronique, végétations adénoïdes* (CUVILLIER). *Polypes naso-pharyngiens* (BROCA). *Maladies de l'œsophage, de l'estomac et de l'intestin dans la seconde enfance* (COMBY). *Infections et intoxications digestives chez le nourrisson, gastro-entérites* (LESAGE). *Dysenterie* (SANNÉ). *Tuberculose de l'estomac et des ganglions mésentériques, constipation* (MARFAN). *Vers intestinaux* (FILATOFF). *Invagination* (JALAGUIER). — *Prolapsus du rectum* (BROCA). *Polypes du rectum, corps étrangers des voies digestives, fissures à l'anus* (FÉLIZET et BRANCA). *Malformations ano-rectales, abcès, fistules ano-rectales* (FORGUE).

TOME III (SOUS PRESSE)

ABDOMEN ET ANNEXES : ombilic, hernies, foie, rate, reins et organes génitaux. — MALADIES DE L'APPAREIL CIRCULATOIRE. — NEZ, LARYNX : thymus, glande thyroïde.

TOME IV (EN PRÉPARATION)

MALADIES DES BRONCHES, DU POUMON, DES PLÈVRES, DU MÉDIASTIN. — MALADIES DU SYSTÈME NERVEUX : méninges, cerveau, moelle, amyotrophies, névroses, paralysies, etc.

TOME V (EN PRÉPARATION)

APPAREIL LOCOMOTEUR : os, articulations, etc. — ORGANE DES SENS : yeux, oreilles. — MALADIES DE LA PEAU. — MALADIES DU FŒTUS,
Table des matières des cinq volumes.

BIBLIOTHÈQUE D'HYGIÈNE THÉRAPEUTIQUE

L'Hygiène
du Goutteux

PAR

A. PROUST | **A. MATHIEU**
Membre de l'Académie de Médecine | Médecin des Hôpitaux
Médecin de l'Hôtel-Dieu. | de Paris.

1 *volume in-16, cartonné toile, tranches rouges* (XXIV-340 pages). **4 fr.**

La goutte n'est-elle pas, de toutes les maladies chroniques, une de celles dans lesquelles l'hygiène peut être appelée à jouer un rôle prépondérant? L'oubli des règles de la sobriété, le surmenage nerveux, l'hérédité en sont les principaux facteurs pathogéniques. N'est-il pas démontré qu'il appartient à l'hygiène plus qu'à la thérapeutique d'en enrayer l'action et d'en corriger les effets? — Obligés de se prononcer entre ces doctrines séculaires et des théories trop récentes pour que l'expérience ait pu justifier leurs prétentions révolutionnaires, les auteurs ont pris parti pour la tradition clinique; l'observation peut seule, en effet, donner une réelle sanction aux hypothèses pathogéniques et aux pratiques thérapeutiques qui en dérivent.

L'Hygiène
des Asthmatiques

PAR

E. BRISSAUD

Professeur agrégé à la Faculté de Médecine de Paris
Médecin de l'hôpital Saint-Antoine.

1 *volume in-16, cartonné toile, tranches rouges* (XXIV-214 pages). **4 fr.**

L'asthme vrai est une pure névrose, comme l'avait soutenu Avicenne, et il ne sera ici question que de celui-là, attendu que l'hygiène thérapeutique de l'asthme n'ayant d'unité qu'autant qu'elle vise une condition morbide définie, ses lois ne sont pas applicables aux pseudo-asthmes accidentels, syndromes variables et disparates. En résumé, l'hygiène des asthmatiques consiste surtout en une sorte de discipline fonctionnelle que chacun de nous peut et doit s'imposer; elle emprunte bien moins à la thérapeutique qu'à ce régime de vie ponctuel et mesuré qui assure le maximum de sécurité à un organisme en souffrance. Dans le programme qu'elle se propose, la part de collaboration du malade l'emporte sur celle du médecin.

BIBLIOTHÈQUE D'HYGIÈNE THÉRAPEUTIQUE

L'Hygiène
de l'Obèse

PAR

A. PROUST | **A. MATHIEU**

Membre de l'Académie de Médecine, | Médecin
Médecin de l'Hôtel-Dieu. | de l'hôpital Andral.

1 *volume in-16, cartonné toile, tranches rouges* (XXIV-344 pages).   **4 fr.**

Des diverses maladies de la nutrition, l'obésité est certainement celle dont le traitement est le plus directement du ressort de l'hygiène. La médication ne vient qu'en seconde ligne : il ne suffit pas du reste de devenir maigre plus ou moins rapidement, il faut ne pas engraisser de nouveau et c'est encore à l'hygiène qu'il faut faire appel pour conserver les résultats acquis. — Après des considérations sommaires de pathologie et une étude plus étendue de l'étiologie et de la pathogénie, les auteurs exposent dans tous leurs détails les plus importantes des méthodes hygiéniques conseillées pour le traitement de l'obésité; ils donnent le tableau complet des tentatives faites et des systèmes encore en présence actuellement. MM. Proust et Mathieu donnent ensuite le traitement hygiénique de l'obésité; contrairement à Pfeiffer, ils conseillent la méthode lente et progressive, appropriée à la taille, à l'âge, au tempérament et au sexe. Le volume se termine par un exposé du traitement médicamenteux et thermal de l'obésité, et étudie surtout la médecine thyroïdienne, la dernière venue et la plus intéressante.

L'Hygiène
du Syphilitique

PAR

H. BOURGES

Ancien interne des hôpitaux et de la clinique dermatologique de la Faculté,
Préparateur du Laboratoire d'hygiène à la Faculté de Médecine.

1 *volume in-16, cartonné toile, tranches rouges* (XXIV-294 pages).   **4 fr.**

L'hygiène considère à juste titre la syphilis comme un danger public contre lequel il faut toujours se tenir en garde, et elle s'efforce d'y parer par l'application d'importantes mesures de police sanitaire et de prophylaxie générale. Partant de cette idée que l'ignorance du danger syphilitique, des formes sous lesquelles il se présente et des moyens de l'éviter, est un des principaux facteurs de dissémination de la maladie, le professeur Proust a pensé qu'il y aurait quelque utilité à publier un livre dans lequel ces notions seraient mises à la portée de tous, dans un exposé simple et bref, dépouillé de termes techniques. — Ce traité est divisé en trois parties. Dans la première, sont examinées les conditions de propagation et les modes de transmission de la syphilis; la seconde est consacrée à la prophylaxie et à l'hygiène du syphilitique; enfin sont indiquées brièvement, dans la troisième, les mesures de police sanitaire qui sont actuellement opposées à l'envahissement de la syphilis.

BIBLIOTHÈQUE D'HYGIÈNE THÉRAPEUTIQUE

Hygiène
et
Thérapeutique thermales

PAR

G. DELFAU

Ancien interne des Hôpitaux de Paris.

1 volume in-16, cartonné toile, tranches rouges (xxiv-456 pages).   **4 fr.**

Ce serait une conception bien étroite et bien incomplète de ne voir dans une cure thermale que l'action de l'eau minérale elle-même : le climat, l'altitude, l'exposition de la localité, l'abandon momentané des affaires, des plaisirs ordinaires, du régime habituel, la vie au grand air, l'exercice, sans parler des agents annexes du traitement proprement dit, tels sont les principaux éléments adjuvants dont on sait de plus en plus apprécier l'action puissante, profonde et durable. A elles seules, ces quelques considérations suffisent pour rappeler que la cure thermale ressortit à la fois à la thérapeutique proprement dite et à l'hygiène, et encore plus à cette dernière telle qu'on tend de plus en plus à l'envisager aujourd'hui.

Le volume de M. Delfau est un véritable dictionnaire des Eaux minérales connues : il contient en effet des renseignements sur 358 stations de France et de l'Etranger, et, pour chacune, il donne des indications sur les voies d'accès, la situation, l'aspect général, l'altitude, le climat, la saison, les ressources, les établissements thermaux, les sources, leur débit, leur température, leurs particularités physiques, leurs modes d'emploi, leurs applications thérapeutiques, leur analyse et leur composition chimique. Indispensable aux médecins, pharmaciens et chimistes, ce livre sera consulté avec fruit par toutes les personnes qui fréquentent les villes d'eaux.

VOLUMES A PARAITRE ULTÉRIEUREMENT :

L'Hygiène du Neurasthénique (Pʳ PROUST et Dʳ BALLET).
L'Hygiène des Dyspeptiques (Dʳ LINOSSIER).
L'Hygiène du Tuberculeux (Dʳ DAREMBERG).
L'Hygiène des Albuminuriques (Dʳ SPRINGER).
L'Hygiène du Diabétique (Pʳ PROUST et Dʳ MATHIEU).
Hygiène thérapeutique des maladies de la peau (Dʳ BROCQ).

Manuel
de Pathologie interne

Par **G. DIEULAFOY**

Professeur de clinique médicale de la Faculté de Médecine de Paris,
Médecin de l'Hôtel-Dieu, Membre de l'Académie de Médecine.

DIXIÈME ÉDITION REVUE ET AUGMENTÉE

*4 volumes in-16 diamant, avec figures en noir et en couleurs,
cartonnés à l'anglaise, tranches rouges,* **28 fr.**

Par des additions et des refontes partielles, le Manuel de Pathologie interne publié d'abord en deux volumes, puis en trois, forme aujourd'hui quatre volumes. M. Dieulafoy a développé principalement, dans cette *dixième édition*, les chapitres consacrés à l'**Appendicite**, à la **Diphtérie** et à la **Fièvre typhoïde**. Pour la première fois le lecteur y trouvera quelques planches et figures en noir et en couleurs intercalées dans le texte et se rapportant aux sujets les plus nouveaux traités dans cette édition. Toutes ces figures ont été reproduites d'après les dessins du Dr Bonnier, qui avait déjà sur les mêmes sujets exécuté les schémas qui ont servi au cours du professeur Dieulafoy.

Précis
d'Histologie

PAR
MATHIAS DUVAL

Professeur d'histologie à la Faculté de médecine de Paris,
Membre de l'Académie de médecine de Paris.

OUVRAGE ACCOMPAGNÉ DE 408 FIGURES DANS LE TEXTE

1 volume in-8 de XXXII-956 *pages* . . . . **18 fr.**

On retrouve dans ce volume les qualités qui ont fait le succès de l'enseignement du savant professeur : clarté et précision dans l'exposé des faits ; haute portée philosophique dans les vues générales ; soin extrême de suivre les progrès de la science, mais en n'acceptant les faits nouveaux qu'à la lumière d'une sévère critique. Des nombreuses figures qui illustrent ce volume, les unes sont empruntées aux maîtres les plus autorisés, les autres, nouvelles, originales, sont pour la plupart des dessins schématiques reproduisant les dessins que M. Mathias Duval a composés pour son enseignement. L'auteur les a dessinés lui-même, et cela ne sera pas un des moindres mérites de cette œuvre magistrale.

Éléments de Commerce
et de Comptabilité

Par Gabriel FAURE

Professeur à l'École des Hautes-Études commerciales et à l'École commerciale,
Expert-comptable au Tribunal de la Seine.

1 volume petit in-8 de 460 pages, cartonné à l'anglaise. . . . . . **4 fr.**

Exposer avec méthode les questions qui forment la base de tout enseignement commercial, tel est le but de l'auteur. Ce volume renferme le développement complet du programme suivi à l'Ecole des Hautes-Etudes commerciales en première année. La méthode de M. Faure consiste à faire appel au jugement des élèves plus encore qu'à leur mémoire. Il a cherché à éviter le double écueil d'égarer le débutant dans une foule de détails et de cas particuliers et de laisser subsister dans l'étude des principes généraux une obscurité qui rebute le lecteur. Ce livre est divisé en trois parties : 1° les principales opérations commerciales; 2° les calculs auxquels ces opérations donnent lieu; 3° la science qui nous enseigne à les enregistrer. Ce résumé substantiel, présentant l'ensemble des progrès accomplis à l'heure actuelle, s'adresse aussi bien à la jeunesse des écoles spéciales qu'aux personnes désireuses d'acquérir les notions les plus essentielles sur le commerce et la comptabilité

Cours
d'Algèbre

*à l'usage des classes
de mathématiques élémentaires,
de l'enseignement secondaire
moderne,*

des candidats à l'École de Saint-Cyr et au professorat des Écoles normales

Par Henri NEVEU

Agrégé de l'Université, Professeur de mathématiques à l'École Lavoisier.

DEUXIÈME ÉDITION CONFORME AUX DERNIERS PROGRAMMES

1 volume in-8 avec figures dans le texte. . . . . **8 fr.**

Ce cours d'algèbre est le même que l'auteur professe dans ses classes d'élémentaires; M. Neveu s'est efforcé de suivre un ordre méthodique et a cherché, en débarrassant certaines questions de ce qu'elles ont d'aride, à mettre le plus de clarté possible dans les démonstrations, tout en maintenant leur rigueur mathématique. Les élèves trouveront à la suite de toutes les théories de nombreux exercices résolus, corrigeant ainsi leur sécheresse et les mettant à même de résoudre toutes les questions qui peuvent leur être proposées aux examens. La *deuxième édition* que nous publions aujourd'hui est conforme aux nouveaux programmes. La théorie des nombres négatifs est traitée dès le début du cours, et les premiers chapitres ont été modifiés dans ce sens. Les candidats à l'Ecole de Saint-Cyr trouveront dans les leçons complémentaires les questions relatives aux dérivées qui, depuis la première édition, ont été ajoutées aux programmes.

Traité
de Zoologie

PAR

Edmond PERRIER

Membre de l'Institut, Professeur au Muséum d'Histoire naturelle.

VIENT DE PARAITRE

FASCICULE IV
VERS ET MOLLUSQUES

1 *vol. gr. in-8 de* 792 *pages, avec* 566 *figures.* **16** fr.

ONT DÉJA PARU :

FASCICULE I : **Zoologie générale.** 412 pages, 458 figures. . . **12** fr.

FASCICULE II : **Protozoaires et Phytozoaires.** 452 p., 243 fig. **10** fr.

FASCICULE III : **Arthropodes.** 480 pages, 278 figures. . . . . **8** fr.

Ces trois fascicules réunis forment la première partie. 1 vol. in-8° de 1344 pages, avec 980 figures . . . . **30** fr.

VIENT DE PARAITRE

Résultats scientifiques
de la Campagne du "Caudan"

DANS LE GOLFE DE GASCOGNE (AOUT-SEPTEMBRE 1895)

PAR **R. KŒHLER**
Professeur de Zoologie à la Faculté des sciences de Lyon

FASCICULE I. — 1 vol. in-8° de 272 pages avec figures et 7 planches hors texte en noir et en couleurs. . . . . **6** fr.

Introduction — Échinodermes — Mollusques — Bryozoaires, avec la collaboration de *MM. Calvet, Joubin, Locard, Vayssières.*

FASCICULE II. — 1 vol. in-8° de 164 pages avec figures et 11 planches hors texte. . . . . **6** fr.

Éponges — Cœlentérés — Acariens — Ascidies simples et composées — Pycnogonides — Schizopodes et décapodes — Copépodes, avec la collaboration de *MM. Canu, Caullery, Roule. Topsent, Trouessart.*

FASCICULE III. — 1 vol. in-8° de 304 pages avec figures et 21 planches hors texte, dont 15 doubles. . . . . **20** fr.

Annélides — Poissons — Edriophthalmes — Diatornées — Débris végétaux et roches — Liste des espèces recueillies avec la collaboration de *MM. Bleicher, J. Bonnier, Ræsch et Roule.*

Traité

des

Matières colorantes

ORGANIQUES ET ARTIFICIELLES

de leur préparation industrielle et de leurs applications

PAR

Léon LEFÈVRE

Ingénieur (E. I. R.); Préparateur de chimie à l'École Polytechnique.

Préface de **E. GRIMAUX**, *membre de l'Institut.*

2 volumes grand in-8° comprenant ensemble 1650 pages, reliés toile anglaise, avec 31 gravures dans le texte et 261 échantillons.

Prix des deux volumes : **90 francs.**

Le *Traité des matières colorantes* s'adresse à la fois au monde scientifique par l'étude des travaux réalisés dans cette branche si compliquée de la chimie, et au public industriel par l'exposé des méthodes rationnelles d'emploi des colorants nouveaux.

L'auteur a réuni dans des tableaux qui permettent de trouver facilement une couleur quelconque, toutes les couleurs indiquées dans les mémoires et dans les brevets. La partie technique contient, avec l'indication des brevets, les procédés employés pour la fabrication des couleurs, la description et la figure des appareils, ainsi que la description des procédés rationnels d'application des couleurs les plus récentes. Cette partie importante de l'ouvrage est illustrée par un grand nombre d'échantillons teints ou imprimés. Les échantillons, *tous fabriqués spécialement pour l'ouvrage*, sont sur soie, sur cuir, sur laine, sur coton et sur papier. Dans cette partie technique, l'auteur a été aidé par les plus éminents praticiens.

Un spécimen de 8 pages, contenant deux pages de tableaux (couleurs azoïques), six types d'échantillons, deux pages de texte et un extrait de la table alphabétique, est à la disposition de toute personne qui en fait la demande.

Chimie

des Matières colorantes

PAR

A. SEYEWETZ
Chef des travaux
à l'École de chimie industrielle de Lyon

P. SISLEY
Chimiste-Coloriste

Les auteurs, dans cette importante publication, se sont proposé de réunir sous la forme la plus rationnelle et la plus condensée tous les éléments pouvant contribuer à *l'enseignement de la chimie des matières colorantes*, qui a pris aujourd'hui une extension si considérable.

Cet ouvrage est, par le plan sur lequel il est conçu, d'une utilité incontestable non seulement aux chimistes se destinant soit à la fabrication des matières colorantes, soit à la teinture, mais à tous ceux qui sont désireux de se tenir au courant de ces remarquables industries.

Conditions de la publication. — *La* Chimie des Matières colorantes artificielles *est publiée en cinq fascicules de deux mois en deux mois. On peut souscrire à l'ouvrage complet au prix de 25 fr., payables en recevant le premier fascicule. A partir de la publication du cinquième fascicule, ce prix sera porté à 30 fr.*

Premier fascicule. — *Considérations générales. Matières colorantes nitrées. Matières colorantes azoxyques. Matières colorantes azoïques* (1re partie), 152 pages. . . . . **6 fr.**

Deuxième fascicule. — *Matières colorantes azoïques* (2e *partie*). *Matières colorantes hydrazoniques. Matières colorantes nitrosées et quinomes oximes. Oxiquinomes* (couleurs dérivées de l'anthracène). Pages 153 à 336. . . . . **6 fr.**

Troisième fascicule. — *Matières colorantes dérivées du Di et du Triphénylméthane.* a) *Dérivés du Diphénylméthane.* b) *Dérivés de la Rosaniline.* c) *Dérivés de l'Acide Rosolique.* d) *Rosamines et Benzoïnes.* e) *Phtaléines,* pages 336 à 472 . . . . **6 fr.**

Quatrième fascicule. — *Matières colorantes dérivées de la quinoneimide.* — *A. Indamines et indophénols.* — *B. Thiazines et thiazones.* — *C. Oxazines et oxazones.* — *D. Azines;* a) *Eurhodols et eurhodines;* b) *Safranines;* c) *Indulines;* d) *Aninoxalines;* e) *Fluorindines.* — *Matières colorantes dérivées de l'Indigotine, Oxycétones et Xanthones,* pages 473 à 656. . . . . **6 fr.**

Essai de

Paléontologie philosophique

Ouvrage faisant suite
aux « Enchaînements du monde animal dans les temps géologiques »

PAR

ALBERT GAUDRY

de l'Institut de France et de la Société royale de Londres
Professeur de paléontologie au Muséum d'histoire naturelle

1 volume in-8° avec 204 gravures dans le texte. . . . . **8** *fr.*

Nous n'avons pas à rappeler ici les beaux travaux de Paléontologie du professeur Albert Gaudry. Les *Enchaînements* ont marqué dans la science une date et contribué à donner aux travaux d'histoire naturelle une direction qui en a affirmé la portée philosophique.

L'ouvrage que nous annonçons aujourd'hui est le résumé de longues années de recherches. M. Gaudry y a tracé en quelques pages l'histoire de l'évolution de la formation des êtres : c'est l'œuvre d'un penseur en même temps que celle d'un savant éminent. Le philosophe comme l'homme de science y trouvera matière à de précieux enseignements.

Leçons de

Géographie physique

Par **Albert de LAPPARENT**
Professeur à l'Ecole libre de Hautes-Etudes
Ancien Président de la Commission centrale de la Société de Géographie

1 volume in-8° contenant 117 figures dans le texte
et une planche en couleurs. . . **12** fr.

Dans les derniers jours de 1895, lors de la discussion du budget devant le Sénat, M. Bardoux appelait l'attention du Ministre de l'Instruction publique sur la situation actuelle de l'enseignement de la Géographie physique. L'honorable sénateur constatait, sans être contredit par personne, qu'il n'y avait aujourd'hui en France qu'un seul cours complet sur la matière, celui que professait M. de Lapparent à l'Ecole libre de Hautes-Etudes.

C'est ce cours que nous venons offrir au public. Après plusieurs années d'essais, l'auteur croit avoir réussi à unir en un véritable corps de doctrines ces intéressantes considérations, relatives à la genèse des formes géographiques, dont on peut dire qu'il a été en France le plus persévérant initiateur.

PASTEUR

Histoire d'un Esprit

Par **E. DUCLAUX**

Membre de l'Institut de France, Professeur à la Sorbonne,
Directeur de l'Institut Pasteur.

1 *volume in-8 de 400 pages avec 22 figures* . . . . 5 fr.

EXTRAIT DE LA PRÉFACE DE L'AUTEUR

... C'est moins pour faire un panégyrique que pour en tirer un enseignement que j'ai essayé d'écrire son histoire, dans laquelle je laisse de côté tout ce qui est relatif à l'homme pour ne parler que du savant. J'ai voulu, dans l'ensemble comme dans le détail, faire la genèse de ses découvertes, estimant qu'il n'avait rien à perdre de cette analyse, et que nous avions beaucoup à gagner.

Loi des Équivalents

et Théorie nouvelle de la Chimie

Par Gustave MARQFOY

1 *volume in-8 de* XXXII-712 *pages* .. . , ... 7 fr. 50

En considérant les divers éléments du monde physique, l'auteur a été naturellement amené à étudier la matière. Comme synthèse de cette étude, il a acquis la conviction que la matière est une. En faisant, dès lors, sur la loi de la formation des corps, la seule hypothèse qui lui ait paru simple et rationnelle, il a découvert la loi naturelle qui enchaîne les équivalents de la chimie dans une formule arithmétique. Après avoir exposé la loi suivant laquelle tous les corps ont été formés, M. Marqfoy établit la théorie constitutive des corps, basée sur l'hypothèse que la matière est une. La concordance des formules et des lois trouvées par cette théorie avec les expériences de la physique et de la chimie confirment la vérité de l'hypothèse.

LIBRAIRIE GAUTHIER-VILLARS ET FILS

55, QUAI DES GRANDS-AUGUSTINS, A PARIS.

Envoi *franco* contre mandat-poste ou valeur sur Paris.

TRAITÉ

DE

MÉCANIQUE RATIONNELLE

PAR

Paul APPELL,

Membre de l'Institut, Professeur à la Faculté des Sciences.

TROIS BEAUX VOLUMES GRAND IN-8, AVEC FIGURES, SE VENDANT
SÉPARÉMENT :

Tome I : Statique. Dynamique du point, avec 178 figures ; 1893............ **16 fr.**

Tome II : Dynamique des systèmes. Mécanique analytique, avec 99 figures ;
1896.. **16 fr.**

Tome III : Hydrostatique. Hydrodynamique....................... (*Sous presse.*)

Ce Traité est le résumé des Leçons que l'Auteur fait depuis plusieurs années à la Faculté des Sciences de Paris sur le programme de la Licence. Comme la Mécanique était, jusqu'à présent, à peine enseignée dans les Lycées, on ne suppose chez le lecteur aucune connaissance de cette science et l'on commence par l'exposition des notions préliminaires indispensables, théorie des vecteurs, cinématique du point et du corps solide, principes de la Mécanique, travail des forces. Vient ensuite la Mécanique proprement dite, divisée en Statique et Dynamique.

Ce qui fait le caractère distinctif de cet Ouvrage et ce qui justifiera la publication d'une nouvelle Mécanique rationnelle après tant d'autres excellents Traités, c'est l'introduction de la Mécanique analytique dans les commencements mêmes du Cours. Au lieu de reléguer les méthodes de Lagrange à la fin et d'en faire une exposition entièrement séparée, l'Auteur a essayé de les introduire dans le courant de l'Ouvrage.

1

COURS DE LA FACULTÉ DES SCIENCES DE PARIS

TRAITÉ
D'ANALYSE

PAR

ÉMILE PICARD,

Membre de l'Institut, Professeur à la Faculté des Sciences.

4 VOLUMES IN-8, AVEC FIGURES, SE-VENDANT SÉPARÉMENT :

Tome I : Intégrales simples et multiples. — L'équation de Laplace et ses applications. Développement en séries. — Applications géométriques du Calcul infinitésimal. 1891 . . . . **15 fr.**

Tome II : Fonctions harmoniques et fonctions analytiques. — Introduction à la théorie des équations différentielles. Intégrales abéliennes et surfaces de Riemann. 1893 . . . . **15 fr.**

Tome III : Des singularités des intégrales des équations différentielles. Étude du cas où la variable reste réelle et des courbes définies par des équations différentielles. Équations linéaires; analogies entre les équations algébriques et les équations linéaires. 1896 . . . . **18 fr.**

Tome IV : Équations aux dérivées partielles . . . . *(En préparation.)*

Le premier Volume commence par les parties les plus élémentaires du Calcul intégral et ne suppose chez le lecteur aucune autre connaissance que les éléments du Calcul différentiel, aujourd'hui classiques dans les Cours de Mathématiques spéciales. Dans la première Partie, l'Auteur expose les éléments du Calcul intégral, en insistant sur les notions d'intégrale curviligne et d'intégrale de surface, qui jouent un rôle si important en Physique mathématique. La seconde Partie traite d'abord de quelques applications de ces notions générales; au lieu de prendre des exemples sans intérêt, l'Auteur a préféré développer la théorie de l'équation de Laplace et les propriétés fondamentales du potentiel. On y trouvera ensuite l'étude de quelques développements en séries, particulièrement des séries trigonométriques. La troisième Partie est consacrée aux applications géométriques du Calcul infinitésimal.

Les Volumes suivants sont consacrés surtout à la théorie des équations différentielles à une ou plusieurs variables; mais elle est entièrement liée à plus d'une autre théorie qu'il est nécessaire d'approfondir. Pour ne citer qu'un exemple, l'étude préliminaire des fonctions algébriques est indispensable quand on veut s'occuper de certaines classes d'équations différentielles. L'Auteur ne se borne donc pas à l'étude des équations différentielles; ses recherches rayonnent autour de ces centres.

COURS DE PHYSIQUE

DE L'ÉCOLE POLYTECHNIQUE,

Par M. J. JAMIN.

QUATRIÈME ÉDITION, AUGMENTÉE ET ENTIÈREMENT REFONDUE

Par M. E. BOUTY,

Professeur à la Faculté des Sciences de Paris.

Quatre tomes in-8, de plus de 4000 pages, avec 1587 figures et 14 planches sur acier, dont 2 en couleur; 1885-1891. (OUVRAGE COMPLET) .... **72 fr.**

On vend séparément :

TOME I. — **9 fr.**

(*) 1er fascicule. — *Instruments de mesure. Hydrostatique;* avec 150 figures et 1 planche.................................... 5 fr.

2e fascicule. — *Physique moléculaire;* avec 93 figures... 4 fr.

TOME II. — CHALEUR. — **15 fr.**

(*) 1er fascicule. — *Thermométrie, Dilatations;* avec 98 fig. 5 fr.

(*) 2e fascicule. — *Calorimétrie;* avec 48 fig. et 2 planches... 5 fr.

3e fascicule. — *Thermodynamique. Propagation de la chaleur;* avec 47 figures .... 5 fr.

TOME III. — ACOUSTIQUE; OPTIQUE. — **22 fr.**

1er fascicule. — *Acoustique;* avec 123 figures .... 4 fr.

(*) 2e fascicule. — *Optique géométrique;* avec 139 figures et 3 planches.. 4 fr.

3e fascicule. — *Étude des radiations lumineuses, chimiques et calorifiques; Optique physique;* avec 249 fig. et 5 planches, dont 2 planches de spectres en couleur .... 14 fr.

TOME IV (1re Partie). — ÉLECTRICITÉ STATIQUE ET DYNAMIQUE. — **13 fr.**

1er fascicule. — *Gravitation universelle. Électricité statique;* avec 155 figures et 1 planche............................... 7 fr.

2e fascicule. — *La pile. Phénomènes électrothermiques et électrochimiques;* avec 161 figures et 1 planche........ 6 fr.

(*) Les matières du programme d'admission à l'École Polytechnique sont comprises dans les parties suivantes de l'Ouvrage : Tome I, 1er fascicule; Tome II, 1er et 2e fascicules; Tome III, 2e fascicule

LES RADIATIONS NOUVELLES.

LES RAYONS X

ET LA PHOTOGRAPHIE A TRAVERS LES CORPS OPAQUES,

PAR

Ch.-Éd. GUILLAUME,

Docteur ès Sciences,

Adjoint au Bureau international des Poids et Mesures.

DEUXIÈME ÉDITION.

UN VOLUME IN-8 DE VIII-150 PAGES, AVEC 22 FIGURES ET 8 PLANCHES;
1897.. **3 fr.**

Les Rayons X sont toujours à l'ordre du jour et notre curiosité est loin d'être satisfaite à leur égard. La première édition de l'Ouvrage de *M. Ch.-Ed. Guillaume* a été épuisée en quelques jours. La deuxième, qui vient de paraître, sera bien accueillie des Physiciens et des Photographes. L'Auteur fait connaître en détail la genèse de cette merveilleuse découverte, ainsi que les résultats qu'on en a tirés. Il décrit minutieusement le manuel opératoire à employer pour obtenir des résultats satisfaisants. Cette brochure servira de guide aux opérateurs désireux d'arriver sans trop de tâtonnements à de bons résultats.

Le côté théorique de la question n'est point négligé, et M. Ch.-Éd. Guillaume a rappelé un grand nombre d'expériences antérieures, de « faits contingents » sans lesquels les nouveaux phénomènes resteraient isolés et incompréhensibles.

L'Ouvrage in-8°, de 150 pages, contient de nombreuses reproductions en photogravure de clichés originaux obtenus par MM. J. Chapuis, V. Chabaud, Londe, Imbert ei Bertin-Sans, qui ont bien voulu les prêter à l'Auteur.

L'ensemble forme un Volume qui intéressera tous ceux qui aiment à se « rendre compte » de tout de qui se passe autour des *Rayons X*.

ÉCOLE PRATIQUE DE PHYSIQUE

EXERCICES DE PHYSIQUE

ET APPLICATIONS.

PRÉPARATOIRES A LA LICENCE.

Par M. Aimé WITZ,

Professeur à la Faculté libre des Sciences de Lille.

Un volume in-8, avec 114 figures ; 1889.............................. **12 fr.**

BIBLIOTHÈQUE
PHOTOGRAPHIQUE

La Bibliothèque photographique se compose de plus de 200 volumes et embrasse l'ensemble de la Photographie considérée au point de vue de la science, de l'art et des applications pratiques.

A côté d'Ouvrages d'une certaine étendue, comme le *Traité* de M. Davanne, le *Traité encyclopédique* de M. Fabre, le *Dictionnaire de Chimie photographique* de M. Fourtier, la *Photographie médicale* de M. Londe, etc., elle comprend une série de monographies nécessaires à celui qui veut étudier à fond un procédé et apprendre les tours de main indispensables pour le mettre en pratique. Elle s'adresse donc aussi bien à l'amateur qu'au professionnel, au savant qu'au praticien.

TRAITÉ DE PHOTOGRAPHIE PAR LES PROCÉDÉS PELLICULAIRES,

Par M. George BALAGNY, Membre de la Société française de Photographie, Docteur en droit.

2 volumes grand in-8, avec figures; 1889-1890.

On vend séparément :

TOME I : Généralités. Plaques souples. Théorie et pratique des trois développements au fer, à l'acide pyrogallique et à l'hydroquinone............................ **4 fr.**

TOME II : Papiers pelliculaires. Applications générales des procédés pelliculaires. Phototypie. Contretypes. Transparents................................. **4 fr.**

APPLICATIONS DE LA PHOTOGRAPHIE A LA MÉDECINE.

Par le Dr A. BURAIS.

In-4, avec figures et 6 planches, dont 1 en couleurs; 1896............ **4 fr.**

CE QU'IL FAUT SAVOIR POUR RÉUSSIR EN PHOTOGRAPHIE.

Par A. COURRÈGES, Praticien.

2e édition, revue et augmentée. Petit in-8, avec 1 planche en photocollographie; 1896....................................... **2 fr. 50 c.**

LA PHOTOGRAPHIE. TRAITÉ THÉORIQUE ET PRATIQUE.

Par M. DAVANNE.

2 beaux volumes grand in-8, avec 234 fig. et 4 planches spécimens.. **32 fr.**

On vend séparément :

Ire PARTIE : Notions élémentaires. — Historique. — Épreuves négatives. — Principes communs à tous les procédés négatifs. — Épreuves sur albumine, sur collodion, sur gélatinobromure d'argent, sur pellicules, sur papier. Avec 2 planches spécimens et 120 figures; 1886....................................... **16 fr.**

IIe PARTIE : Épreuves positives : aux sels d'argent, de platine, de fer, de chrome. — Épreuves par impressions photomécaniques. — Divers : Les couleurs en Photographie. Épreuves stéréoscopiques. Projections, agrandissements, micrographie. Réductions, épreuves microscopiques. Notions élémentaires de Chimie, vocabulaire. Avec 2 planches spécimens et 114 figures; 1888....................................... **16 fr.**

Un Supplément, mettant cet important Ouvrage au courant des derniers travaux, est en préparation.

ENCYCLOPÉDIE SCIENTIFIQUE DES AIDE-MÉMOIRE

DIRIGÉE PAR M. LÉAUTÉ, MEMBRE DE L'INSTITUT

Collection de 250 volumes petit in-8 (30 à 40 volumes publiés par an)

CHAQUE VOLUME SE VEND SÉPARÉMENT : BROCHÉ, 2 FR. 50; CARTONNÉ, 3 FR.

Ouvrages parus

Section de l'Ingénieur

PICOU. — Distribution de l'électricité.

A. GOUILLY. — Air comprimé ou raréfié. — Géométrie descriptive (3 vol.).

DWELSHAUVERS-DERY. — I. Étude expérimentale calorimétrique de la machine à vapeur. — II. Étude expérimentale dynamique de la machine à vapeur.

A. MADAMET. — Tiroirs et distributeurs de vapeur. — Détente variable de la vapeur. — Épures de régulation.

M. DE LA SOURCE. — Analyse des vins.

ALHEILIG. — I. Travail des bois. — II. Corderie. — III. Construction et résistance des machines à vapeur.

AIMÉ WITZ. — I. Thermodynamique. — II. Les moteurs thermiques.

LINDET. — La bière.

TH. SCHLŒSING fils. — Chimie agricole.

SAUVAGE. — Moteurs à vapeur.

LE CHATELIER. — Le grisou.

DUDEBOUT. — Appareils d'essai des moteurs à vapeur.

CRONEAU. — I. Canon, torpilles et cuirasse. — II. Construction du navire.

H. GAUTIER. — Essais d'or et d'argent.

LECOMTE. — Les textiles végétaux.

DE LAUNAY. — I. Les gîtes métallifères. — II. Production métallifère.

BERTIN. — État de la marine de guerre.

FERDINAND JEAN. — L'industrie des peaux et des cuirs.

BERTHELOT. — Calorimétrie chimique.

DE VIARIS. — L'art de chiffrer et déchiffrer les dépêches secrètes.

GUILLAUME. — Unités et étalons.

WIDMANN. — Principes de la machine à vapeur.

MINEL (P.). — Électricité industrielle. (2 vol.). — Électricité appliquée à la marine. — Régularisation des moteurs des machines électriques.

HÉBERT. — Boissons falsifiées.

NAUDIN. — Fabrication des vernis.

SINIGAGLIA. — Accidents de chaudières.

GUETTE. — Décoration de la porcelaine au feu de moufle.

VERMAND. — Moteurs à gaz et à pétrole.

MEYER (Ernest). — L'utilité publique et la propriété privée.

WALLON. — Objectifs photographiques.

Section du Biologiste

FAISANS. — Maladies des organes respiratoires.

MAGNAN et SÉRIEUX. — Le délire chronique à évolution systématique.

AUVARD. — I. Séméiologie génitale. — II. Menstruation et fécondation.

G. WEISS. — Électrophysiologie.

BAZY. — Maladies des voies urinaires. (2 vol.).

TROUSSEAU. — Hygiène de l'œil.

FÉRÉ. — Épilepsie.

LAVERAN. — Paludisme.

POLIN et LABIT. — Examen des aliments suspects.

BERGONIÉ. — Physique du physiologiste et de l'étudiant en médecine.

MEGNIN. — I. Les acariens parasites. — II. La faune des cadavres.

DEMELIN. — Anatomie obstétricale.

CUÉNOT. — I. Les moyens de défense dans la série animale. — II. L'influence du milieu sur les animaux.

A. OLIVIER. — L'accouchement normal.

BERGÉ. — Guide de l'étudiant à l'hôpital.

CHARRIN. — I. Les poisons de l'urine. — II. Poisons du tube digestif. — III. Poisons des tissus.

ROGER. — Physiologie normale et pathologique du foie.

BROCQ et JACQUET. — Précis élémentaire de dermatologie. — I. Pathologie générale cutanée. — II. Maladies en particulier. — III. Dermatoses microbiennes et néoplasies. — IV. Dermatoses inflammatoires. — V. Dermato-neuroses et Formulaire.

HANOT. — De l'endocardite aiguë.

WEILL-MANTOU. — Guide du médecin d'assurances sur la vie.

LANGLOIS. — Le lait.

DE BRUN. — Maladies des pays chauds. (2 vol.).

BROCA. — Le traitement des ostéo-arthrites tuberculeuses des membres chez l'enfant.

DE CAZAL ET CATRIN. — Médecine légale militaire.

LAPERSONNE (DE). — Maladies des paupières et des membranes externes de l'œil.

KŒHLER. — Applications de la photographie aux Sciences naturelles.

ENCYCLOPÉDIE SCIENTIFIQUE DES AIDE-MÉMOIRE

Ouvrages parus

Section de l'Ingénieur

BLOCH. — Eau sous pression.

DE MARCHENA. — Machines frigorifiques (2 vol.)

PRUD'HOMME. — Teinture et impressions.

SOREL. — I. La rectification de l'alcool. — II. La distillation.

AIMÉ WITZ. — Les moteurs thermiques.

DE BILLY. — Fabrication de la fonte.

HENNEBERT (C'). — I. La fortification. — II. Les torpilles sèches. — III. Bouches à feu. — IV. Attaque des places. — V. Travaux de campagne. — VI. Communications militaires.

CASPARI. — Chronomètres de marine.

LOUIS JACQUET. — La fabrication des eaux-de-vie.

DUDEBOUT et CRONEAU. — Appareils accessoires des chaudières à vapeur.

C. BOURLET. — Bicycles et bicyclettes.

H. LÉAUTÉ et A. BÉRARD. — Transmissions par câbles métalliques.

DE LA BAUME PLUVINEL. — La théorie des procédés photographiques.

HATT. — Les marées.

H. LAURENT. — I. Théorie des jeux de hasard. — II. Assurances sur la vie.

C' VALLIER. — Balistique (2 vol.). — Projectiles. Fusées.

LELOUTRE. — Le fonctionnement des machines à vapeur.

DARIÈS. — Cubature des terrasses et mouvement des terres.

SIDERSKY. — Polarisation et saccharimétrie.

NIEWENGLOWSKI. — Applications scientifiques de la photographie.

ROCQUES (X.). — Analyse des alcools et eaux-de-vie.

MOESSARD. — Topographie.

BOURSAULT. — Calcul du temps de pose en photographie.

SÉGUELA. — Les tramways.

LEFÈVRE (J.). — I. La Spectroscopie. — II. La Spectrométrie. — III. Éclairage électrique. — IV. Éclairage aux gaz, aux huiles, aux acides gras.

BARILLOT (E.). — Distillation des bois.

MOISSAN et OUVRARD. — Le nickel.

URBAIN. — Les succédanés du chiffon en papeterie.

LOPPÉ. — Accumulateurs électriques.

ARIÈS. — Chaleur et énergie.

FABRY. — Piles électriques.

Section du Biologiste

BEAUREGARD. — Le microscope.

LESAGE. — Le choléra.

LANNELONGUE. — La tuberculose chirurgicale.

CORNEVIN. — Production du lait.

J. CHATIN. — Anatomie comparée (4 v.).

CASTEX. — Hygiène de la voix parlée et chantée.

MAGNAN ET SÉRIEUX. — La paralysie générale.

MERKLEN. — Maladies du cœur.

G. ROCHÉ. — Les grandes pêches maritimes modernes de la France.

OLLIER. — I. La régénération des os et les résections sous-périostées. — II. Résections des grandes articulations.

LETULLE. — Pus et suppuration.

CRITZMAN. — Le cancer.

ARMAND GAUTIER. — La chimie de la cellule vivante.

SÉGLAS. — Le délire des négations.

STANISLAS MEUNIER. — Les météorites.

GREHANT. — Les gaz du sang.

NOCARD. — Les tuberculoses animales et la tuberculose humaine.

MOUSSOUS. — Maladies congénitales du cœur.

BERTHAULT. — Les prairies (2 vol.).

TROUESSART. — Parasites des habitations humaines.

LAMY. — Syphilis des centres nerveux.

RECLUS. — La cocaïne en chirurgie.

THOULET. — Océanographie pratique.

HOUDAILLE. — Météorologie agricole.

VICTOR MEUNIER. — Sélection et perfectionnement animal.

HÉNOCQUE. — Spectroscopie du sang.

GALIPPE ET BARRÉ. — Le pain (2 v.).

LE DANTEC. — La matière vivante.

L'HOTE. — Analyse des engrais.

LARBALÉTRIER. — Les tourteaux. — Résidus industriels employés comme engrais (2 vol.).

LE DANTEC ET BÉRARD. — Les sporozoaires.

DEMMLER. — Soins à donner aux malades.

DALLEMAGNE. — Études sur la criminalité (3 vol.).

BRAULT. — Des artérites.

RAVAZ. — Reconstitution du vignoble.

EHLERS. — L'Ergotisme.

BONNIER. — L'oreille (3 vol.).

DESMOULINS. — Conservation des produits et denrées agricoles.

LOVERDO. — Le ver à soie.

DUBREUILH et BEILLE. — Les parasites animaux de la peau humaine.

KAYSER. — Les levures.

9 782329 118918